Wissenschaftliche Taschenbücher WTB

Biologie

J. G. Collee

Angewandte medizinische Mikrobiologie

Akademie-Verlag · Berlin

Dieter Leuschner
Grundbegriffe der Thermodynamik

V. S. Letochow
Laserspektroskopie

Dierck-Ekkehard Liebscher
Relativitätstheorie mit Zirkel und Lineal

Wolfgang Meiling
Digitalrechner in der elektronischen Meßtechnik
Teil 1: Meßmethodik
Teil 2: Gerätetechnik und Anwendungen

L. I. Miroschnitschenko
Kosmische Strahlung im interplanetaren Raum

Peter Paufler
Gustav E. R. Schulze
Physikalische Grundlagen mechanischer Festkörpereigenschaften
Teil I und II

Ulrich Röseberg
Quantenmechanik und Philosophie

Albrecht Rost
Messung dielektrischer Stoffeigenschaften

J. V. Sačkov
Wahrscheinlichkeit und Struktur

E. M. Sawizki
Perspektiven der Metallforschung

Wolfgang Schäfer
Theoretische Grundlagen der Stabilität technischer Systeme

Ernst Schmutzer
Symmetrien und Erhaltungssätze der Physik

Volkmar Schuricht
Kernexplosionen für friedliche Zwecke

Norbert Sieber
Hans-Peter Leidhold
Einführung in die Datenverarbeitung

Hubertus Stolz
Supraleitung

Festkörperphysik
Entwicklungstendenzen und Anwendungsmöglichkeiten

Die Schöpfer der physikalischen Optik
Eine Artikelsammlung

Hans-Georg Schöpf
Von Kirchhoff bis Planck

Horst Melcher
Albert Einstein wider Vorurteile und Denkgewohnheiten

Renate Wahsner
Mensch und Kosmos
Die copernicanische Wende

Helmut Friemel / Josef Brock
Grundlagen der Immunologie

Eberhard Hofmann
Funktionelle Biochemie des Menschen
Band 1 und 2

Lothar Jäger
Grundlagen der Klinischen Immunologie

Karlheinz Lohs
Dieter Martinetz
Entgiftung – Mittel, Methoden und Probleme

Joachim Nitschmann
Entwicklung bei Mensch und Tier

Stephan Schnitzler
Pharmakologische Aspekte von Immunreaktionen

Dieter Spaar
Helmut Kleinhempel
Hans Joachim Müller
Klaus Naumann
Bakteriosen der Kulturpflanzen

EBERHARD TEUSCHER
Pharmakognosie
Teil I–III

HEINRICH BREMER
KLAUS-PETER WENDLANDT
Heterogene Katalyse

PETER BIRNER
HANS-JÖRG HOFMANN
CORNELIUS WEISS
MO-theoretische Methoden in der organischen Chemie

GÜNTHER EPPERT
Einführung in die Schnelle Flüssigchromatographie

GERHARD GEISELER / HELNZ SEIDEL
Die Wasserstoffbrückenbindung

FALKO H. HERRMANN
MARTINA HERRMANN
Das Hämoglobin des Menschen

HELMUT HRAPIA
Einführung in die Chromatographie

HANS LUPPA
Grundlagen der Histochemie
Teil I und II

BURKART PHILIPP
GERHARD REINISCH
Grundlagen der makromolekularen Chemie

ADOLF ZSCHUNKE
Kernmagnetische Resonanzspektroskopie in der organischen Chemie

Vorschau auf die nächsten Bände:

HORST-HEINO VON BORZESZKOWSKI
RENATE WAHSNER
Newton und Voltaire
Zur Begründung und Interpretation der klassischen Mechanik

WERNER DÖPKE
Dynamische Aspekte der Stereochemie organischer Verbindungen

GOTTFRIED FRITZSCHE
Entwurf aktiver Analogsysteme
Netzwerke III

GERHARD JACKISCH
Johann Heinrich Lamberts „Cosmologische Briefe“ mit Beiträgen zur Frühgeschichte der Kosmologie

WOLFGANG A. KNORRE
Pharmakokinetik
Theoretische Grundlagen und praktische Anwendungen

HASSO MEINERT
Fluorchemie

VOLKER NOLLAU
Semi-Markovsche Prozesse

RAINER SINZ
Chronopsychophysiologie, Chronobiologie und Chronomedizin

WTB

BAND 265

J. G. Collee

Angewandte medizinische Mikrobiologie

Mit 55 Abbildungen und 21 Tabellen

THEORIA CUM PRAXI

AKADEMIE-VERLAG · BERLIN

Reihe BIOLOGIE

Übersetzt von Dr. Monika Rehbein

Titel der Originalausgabe:
Applied Medical Microbiology
Blackwell Scientific Publications, Oxford, London, Edinburgh, Melbourne

J. G. Collee, M. D., F. R. C. Path., Personal Professor for Bacteriology, University Medical School, Edinburgh

1980

Lizenzausgabe für die DDR: Akademie-Verlag,
DDR-108 Berlin, Leipziger Straße 3—4
Lizenznummer: 202 · 100/542/79
Herstellung: VEB Druckhaus „Maxim Gorki“, 74 Altenburg
Bestellnummer: 762 705 4 (7265) · LSV 1344
Printed in GDR
DDR 12,50 M

Vorwort

Es gibt eine Reihe guter allgemeiner Lehrbücher der medizinischen Mikrobiologie und eine Menge Spezialliteratur, die Aspekte der Bakteriologie, Virologie, Mykologie und Protozoologie im Zusammenhang mit den menschlichen Infektionskrankheiten behandelt.

Das vorliegende Buch kann sich nicht mit einem dieser Bände messen. Es wurde in der Hoffnung geschrieben, Biologiestudenten, jüngeren Medizin- und Zahnmedizinstudenten, Krankenschwestern und medizinisch-technischen Assistenten, die eine leichte Einführung in einige klinisch interessante Bereiche der Mikrobiologie suchen, einen brauchbaren Überblick zu vermitteln. Ziel war es, die Problematik vorzustellen und neue Fakten und Fachbegriffe einzuführen, wo es die Entwicklung der einzelnen Kapitel erforderte. Die Verwendung einer begrenzten Zahl anschaulicher Beispiele und die Wiederholung einiger Beispiele im Hinblick auf verschiedene Aspekte oder wichtige Punkte geschahen absichtlich.

Es bleibt zu hoffen, daß dieses dünne Bändchen — trotz seiner vielen Unzulänglichkeiten und Lücken als allgemeine Informationsquelle — den Leser im gegebenen Moment an ausführlichere Texte heranführt. Es soll ihm das nötige Rüstzeug an Fachsprache und Fragestellungen der medizinischen Mikrobiologie liefern, damit er die weiterführende Literatur mit einem gewissen Maß an Verständnis und Motivation anpacken kann.

Vielen Kollegen, insbesondere Dr. Andrew Fraser, Dr. Brian Duerden, Mr. William Marr, Dr. John Peutherer und Dr. Donald Weir, bin ich für ihre konstruktiven Ratschläge zu Dank verpflichtet. Außerdem danke ich Mr. James PAUL für die Anfertigung der Mikrophotographien und Mr. Ian LENNOX für seine Hilfe bei einem Teil der Originalzeichnungen. Mein besonderer Dank gilt Mr. Robert CAMPBELL und seinen Kollegen im Verlag für ihre Mühe.

Inhaltsverzeichnis

1. Einleitung

Die in der Natur am häufigsten vorkommenden Mikroorganismen werden aufgrund ihrer Größe, Struktur sowie anderer Unterscheidungsmerkmale in die aus Tab. 1 und Abb. 1 ersichtlichen Gruppen eingeteilt.

Das vorliegende Buch behandelt hauptsächlich die kommensalen und die pathogenen Bakterien des Menschen. Es schließt eine kurze Betrachtung einiger medizinisch bedeutsamer Pilze und Viren ein, behandelt jedoch nicht die pathogenen Protozoen.

Mikroorganismen, die bei Pflanzen, Tieren oder beim Menschen Krankheiten verursachen, werden als *pathogen* bezeichnet. Sie können von der außerordentlich großen Gruppe frei lebender und allgemein harmloser *Saprophyten* unterschieden werden, wozu viele der an natürlichen Zersetzungs- und Verwesungsvorgängen beteiligten Organismen gehören. Mit wenigen Ausnahmen handelt es sich bei den pathogenen Keimen um Parasiten, die eine Erkrankung hervorrufen, indem sie auf oder in einem Wirtsorganismus leben und dessen Stoffwechsel in irgendeiner Weise beeinträchtigen. Im allgemeinen muß Parasitismus jedoch nicht unbedingt schädlich sein; es gibt eine Reihe nicht frei, sondern als Parasiten lebende Mikroorganismen, die bei ihrem Wirt offenbar keine Erkrankung hervorrufen. Man kennt die in einer solch friedlichen Koexistenz lebenden Parasiten als *kommensale Organismen.* In einigen Fällen ist der kommensale Zustand mehr oder weniger beständig, und es gibt eindeutige Beispiele für Symbiose, wobei die Beziehung zwischen Wirt und Parasit für beide Seiten von Nutzen ist. Andererseits können viele kommensale Organismen

Tabelle 1.

Die Hauptgruppen eukaryotischer und prokaryotischer Organismen und die Viren (eine vereinfachte Klassifizierung).

Eurokaryotische Zellen	Protozoen Algen Pilze (einschließlich der Hefen)
Prokaryotische Zellen	Bakterien (einschließlich der Filamente bildenden Bakterien) Spirochäten Rickettsien Chlamydien Mykoplasmen
	Viren

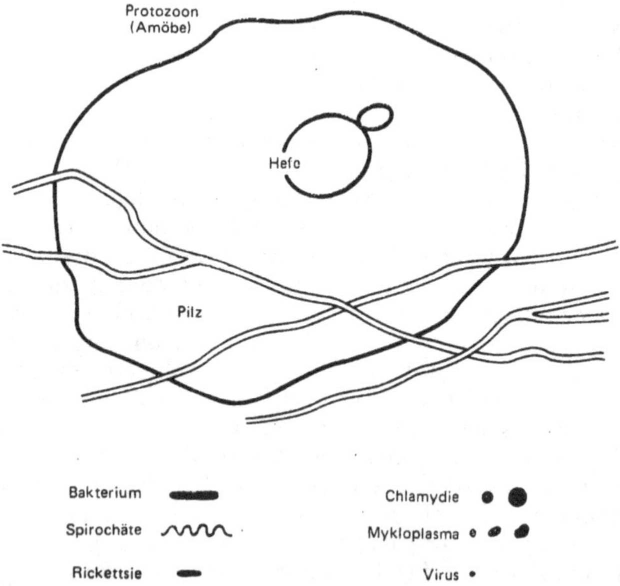

Abb. 1. Schematische Darstellung der relativen Größe und ungefähren Form einiger Mikroorganismen.

ihren Wirt angreifen, wenn bestimmte Umstände es erlauben. Diese Organismen betrachtet man als *potentiell pathogen*.

Zusammen mit anderen Mikroorganismen, die den Wirt gewöhnlich nicht direkt angreifen, können solche potentiell pathogenen Keime eine Rolle als opportunistische Eindringlinge spielen. Man kann argumentieren, daß jeder pathogene Keim opportunistisch ist, der eine Schwäche bei seinem verwundbaren Wirt ausnutzt. Übereinkunftsgemäß wird jedoch der Begriff *Opportunist* verwendet, wenn ein relativ harmloser Mikroorganismus bei einem geschwächten oder entkräfteten Patienten Krankheiten hervorruft. Beispielsweise können die normalen Abwehrmechanismen des Menschen bei Drogensüchtigen oder bei Patienten, die mit cytotoxischen Medikamenten behandelt werden, gestört sein. Es ist bekannt, daß solche Patienten Infektionen durch Organismen erliegen können, die im allgemeinen nicht ohne Hinzutreten eines schwächenden Faktors, der ihren Angriff unterstützt, zur Erkrankung führen (s. S. 86).

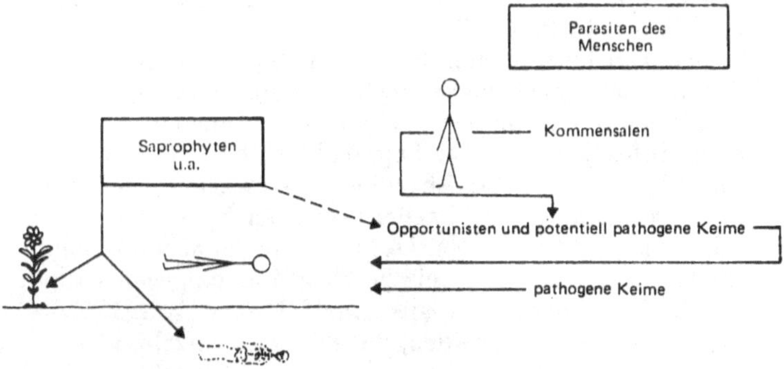

Abb. 2. Ein vereinfachtes Schema: Die Wechselbeziehung zwischen Saprophyten, Kommensalen, opportunistischen, potentiell pathogenen und pathogenen Mikroorganismen.

1.1. *Artspezifität der Wirt-Parasit-Beziehungen*

Die Erreger von Pflanzenkrankheiten unterscheiden sich von den Mikroorganismen, die Tiere angreifen. Die Krankheitskeime, die bestimmte Tiere befallen, weisen Wirtsspezifitäten auf, in die der Mensch einbezogen sein kann oder nicht. Viele der für den Menschen pathogenen Keime sind streng wirtsspezifisch und infizieren normalerweise andere Tiere nicht. Klassische Beispiele sind die Typhusbakterien, die Erreger der Bakterienruhr, der Choleravibrio, das Pocken- und das Masernvirus. Einige Organismen jedoch sind sowohl für den Menschen als auch für bestimmte Tiere pathogen (s. Kap. 11.).

1.2. *Krankheitssyndrome*

Komplexe aus Anzeichen und Symptomen, die Krankheiten charakterisieren, werden zusammenfassend als *Syndrome* bezeichnet. Ein Krankheitssyndrom kann eindeutig spezifisch für eine bestimmte Erkrankung sein; zum Beispiel können die klinischen Anzeichen und Symptome voll entwickelter Fälle von Lepra, Mumps oder Tetanus schwerlich verwechselt werden. Diese einzelnen Krankheitssyndrome werden jeweils ausschließlich infolge einer Infektion mit dem Leprabakterium, dem Mumpsvirus bzw. dem Tetanusbazillus hervorgerufen, und die „Differentialdiagnose“ ist bei typischen Fällen eng umschrieben und zuverlässig. Das mit einer einfachen Wundinfektion verknüpfte klinische Syndrom hingegen kann durch jeden beliebigen aus einer Gruppe von Mikroorganismen erzeugt werden, die entweder einzeln oder in Kombination zur Wirkung gelangen. In ähnlicher Weise kann das klinische Bild der Meningitis als Folge einer Infektion der Hirnhäute durch mehrere unterschiedliche Bakterien oder Viren hervorgerufen werden. Es handelt sich um eine Infektion des Zentralnervensystems, wobei der betroffene Patient über Kopfschmerzen, verbunden mit Nackensteife klagt und einen Widerwillen gegen Lichteinstrahlung in die Augen (Photophobie) hat.

So sind Erkrankungsformen bekannt, für die erfahrungsgemäß die Möglichkeit der Infektion mit einer bestimmten Gruppe von Organismen in Betracht zu ziehen ist. Von diesen können einige mit größerer Wahrscheinlichkeit am Infektionsprozeß beteiligt sein als andere. In relativ wenigen Fällen, wie Lepra, Mumps oder Tetanus, ist diese Wahrscheinlichkeit im wesentlichen begrenzt. Gewöhnlich ist jedoch aus einer Vielzahl bekannter Erreger einer vorrangig an der Entstehung einer Infektionskrankheit beteiligt. Zum Beispiel ist im Falle einer Harnweginfektion der am häufigsten vorkommende Erreger *Escherichia coli*. Aber auch Harnweginfektionen mit *Klebsielle*-Species, *Streptococcus faecalis*, *Proteus*- und *Pseudomonas*-Species, einzeln oder in Kombination, sind alltägliche Ereignisse (S. 105). Die Möglichkeit einer Harnweginfektion durch Tuberkelbakterien darf nicht außer Acht gelassen werden. Auch Pilz- und Virusinfektionen sind manchmal von Harnwegsymptomen begleitet. Diese speziellen Probleme werden an anderer Stelle dieses Buches behandelt. Der entscheidende Punkt ist, daß der klinische Mikrobiologe seine Untersuchungen in den durch Praktikabilität und Erfahrung vorgegebenen Grenzen halten muß, wenn er versucht, einen Erreger zu isolieren und nachzuweisen, daß dieser die Ursache für eine bestimmte Erkrankung ist. Er ist oft gezwungen, so schnell wie möglich einen möglichst genauen Bericht zu verfassen. Daraus folgt, daß er über eine beträchtliche Kenntnis der in einer gegebenen Situation in Frage kommenden Erreger verfügen muß. In gewissem Ausmaß haben die medizinischen Mikrobiologen folglich ihre eigene praktische Klassifizierung für Bakterien und andere Mikroorganismen entwickelt, die Krankheiten bei Mensch und Tier hervorrufen.

Einfache Klassifizierungen einiger medizinisch bedeutsamer Mikroorganismen werden in Tab. 1 und 2 gegeben.

Tabelle 2.

Eine einfache Klassifizierung weitverbreiteter medizinisch bedeutsamer Bakterien.

Filamente bildende Bakterien (höhere Bakterien)
Streptomyces species — bilden verschiedene Antibiotika
Actinomyces israelii — ruft Aktinomykose hervor

Echte Bakterien

Morphologie und Gramreaktion	Lebensweise	Gattung	wichtige Infektionen, die durch einzelne Arten hervorgerufen werden	Gruppenzugehörigkeit
grampositive Stäbchen	aerob	*Mycobacterium*	Tuberkulose; Lepra	säurefeste Stäbchen
		Corynebacterium	Diphtherie	Corynebakterien
		Bacillus	Milzbrand	aerobe Sporenbildner
	anaerob	*Clostridium*	Tetanus, Gasbrand	anaerobe Sporenbildner
		Lactobacillus[1])	?	Milchsäurebakterien
grampositive Kokken	aerob	*Streptococcus*	Tonsillitis; verschiedene Infektionen	Eitererreger
		Staphylococcus	Furunkulose; verschiedene Infektionen	
gramnegative Kokken	aerob	*Neisseria*	Meningitis, Gonorrhoe	
	anaerob	*Veillonella*	verschiedene Infektionen	

(Fortsetzung Tabelle 2)

Morphologie und Gramreaktion	Lebensweise	Gattung	wichtige Infektionen, die durch einzelne Arten hervorgerufen werden	Gruppenzugehörigkeit
gramnegative Stäbchen	aerob	*Escherichia*, *Klebsiella*, *Proteus*	verschiedene Infektionen, einschließlich Wund- und Harnweginfektionen	Enterobakterien
		Salmonella	Typhus, Lebensmittelvergiftung	
		Shigella	Bakterienruhr	
		Pseudomonas	Wund- u. Harnweginfektionen	Parvobakterien
		Vibrio	Cholera	
		Haemophilus	Meningitis; Infektionen der Atemwege	
		Bordetella	Keuchhusten	
		Brucella	ondulierendes Fieber	
		Pasteurella	verschiedene Infektionen	
		Yersinia	Pest	
		Francisella	Tularämie	
	anaerob	*Bacteroides*, *Fusobacterium*	verschiedene Infektionen	Bacteroides-Fusobacterium

[1]) Streng anaerobe Lactobacillus-Arten bilden jetzt die Gattung Bifidobacterium.

1.3. Kommensulismus

Obgleich verschiedene antimikrobielle Abwehrmechanismen in den Geweben und Oberflächenepithelien wirksam sind, die eine bakterielle Besiedlung und den Befall durch Mikroorganismen in Grenzen halten, gedeiht eine reichhaltige und mannigfaltige Flora von Kommensalen auf der Haut und auf einigen Schleimhautepithelien, z. B. des Respirations- und Gastrointestinaltrakts sowie der Harn- und Geschlechtswege des Menschen. Die „geschlossenen“ Systeme, wie die inneren Oberflächen von Gelenken, das zerebrospinale System, das kardiovaskuläre System, Muskeln und massive Organe wie Leber, Milz und Gehirn, sind relativ frei von Bakterien und verfügen über aktive Abwehrmechanismen, die sie schützen. Hingegen stehen der obere Respirationstrakt, der untere Teil der Harnröhre, die Vagina, Mund und Rachen, der untere Dünndarmabschnitt, der Dickdarm — und natürlich die Haut — der mikrobiellen Besiedlung im wesentlichen offen und verfügen über eine wohlbekannte Standflora. Neben dieser Standflora können andere Organismen vorhanden sein, die gewöhnlich in relativ geringer Zahl als zeitweilige Flora vorkommen.

Die Kommensalen sind im Dickdarm am zahlreichsten, wobei die Anaerobier der *Bacteroides-Fusobacterium*-Gruppe zehn Milliarden (10^{10}) Keime pro g Darminhalt umfassen. Hier sind sie den Bifidobakterien zahlenmäßig leicht überlegen. Gemeinsam übertreffen diese Gruppen zahlenmäßig die kommensalen aeroben coliformen Bakterien (10^{6-8} pro g). Eine vereinfachte Zusammenfassung der kommensalen Flora des Menschen wird in Abb. 3 und Tab. 3 gegeben.

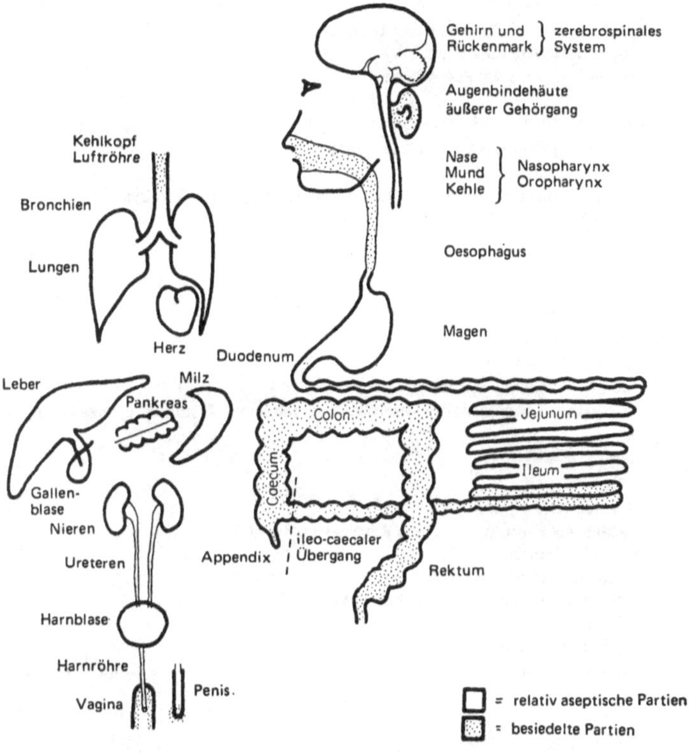

Abb. 3. Skizze einiger relativ aseptischer Partien sowie besiedelter Partien des Körpers. Verschiedene andere aseptische Partien einschließlich der Muskeln, Gelenke und Blutgefäße wurden nicht berücksichtigt.

Tabelle 3.

Eine Zusammenstellung aseptischer und besiedelter Körperpartien.

im wesentlichen sterile Partien

Gehirn und Rückenmark (zentrales Nervensystem)
peripheres Nervensystem
Knochen, Gelenke und Muskeln

aseptische Partien mit wirksamen Abwehrmechanismen

Herz und Blutgefäße (kardiovaskuläres System)
lymphatisches System
Lungen und terminale Bronchien (unterer Respirationstrakt)
Leber
Milz
Nieren, Harnleiter und Blase

vorübergehend kontaminierte Partien

Haut (siehe unten)
Augenbindehäute
oberer Respirationstrakt (siehe unten)
Magen und angrenzender Dünndarm (Duodenum, Jejunum, oberes Ileum)

besiedelte Partien

Haut
äußerer Gehörgang
Nasenrachenraum oberer Respirationstrakt
Mundrachenraum
unterer Dünndarm (terminales Ileum)
Dickdarm (Caecum, Colon, Rectum)
Vagina
terminale Harnröhre

2. Untersuchung der bakteriellen Infektion im Laboratorium

Wenn ein Bakterium eine Infektionskrankheit hervorruft, vermehrt es sich im Wirtsorganismus und kann häufig mit Hilfe verschiedener mikrobiologischer Techniken vom Patienten isoliert werden. Dazu wird eine Kultur des Materials angelegt, das dem Labor zur Verfügung gestellt wurde. Das Material kann die Probe einer Ausscheidung wie Sputum, Urin oder Faeces sein, oder es kann sich um freien Eiter handeln. Für den Fall, daß Eiter in beachtlicher Menge vorhanden ist, wird er in einem sterilen Fläschchen eingeschickt. Bei kleineren Mengen wird im allgemeinen ein Abstrich angefertigt. In einigen Fällen kann auch ein operativ entferntes Stück des infizierten Gewebes für die Untersuchung zur Verfügung gestellt werden. Detaillierte Aufmerksamkeit bei der unverzüglichen und sachgerechten Übergabe dieses Materials an das Laboratorium ist sehr wichtig, da einige Organismen sehr empfindlich gegenüber ungünstigen Bedingungen wie Austrocknung oder Überwucherung durch widerstandsfähigere Kommensalen oder Kontaminationskeime sind. Viele Proben werden aus Unachtsamkeit verdorben. Man kann besondere *Transportmedien* verwenden, um empfindliche Organismen beim Versand zu schützen. Manchmal sind spezielle Techniken erforderlich, um bestimmte Proben für die mikrobiologische Untersuchung zu gewinnen. Vermutet man einen Mikroorganismus im Blut, so werden unter streng aseptischen Bedingungen Blutproben vom Patienten entnommen, die man dann in Spezialflaschen für *Blutkulturen* einschickt. Bei Verdacht auf Meningitis wird eine Probe der Rückenmarkflüssigkeit (Liquor) durch ein Verfahren gewonnen, das unter dem Namen Lumbalpunktion bekannt ist. Anschließend wird der Liquor zur sofortigen Untersuchung eingeschickt.

2.1. Mikroskopie

Ein Teil des eingesandten Materials wird gewöhnlich sofort mikroskopisch untersucht, entweder in Form eines ungefärbten „Naßpräparats“ oder als gefärbter Ausstrich. Manchmal sind spezifische Mikroskopiertechniken erforderlich. Die mikroskopische Untersuchung kann einen direkten Beweis für die Art des infektiösen Agens liefern; entweder sind Bakterien zu erkennen, oder Strukturen in den Zellen des Wirtsorganismus deuten auf eine Virusinfektion hin. Zusätzlich läßt sich durch Mikroskopie die Reaktion des Wirtsorganismus erkennen. Beispielsweise bestätigt das Vorhandensein von Eiterzellen, daß eine Entzündungsreaktion im Gange ist (s. S. 60).

Trotz der erfolgreichen Entwicklung vieler Spezialkulturmedien und Methoden ist es für einige bekannte pathogene Keime noch nicht möglich, sie im Routineverfahren zu züchten. In anderen Fällen fordert die Dringlichkeit der Situation eine sofortige Stellungnahme des Mikrobiologen. Unter diesen Umständen kann die mutmaßliche Identifizierung auf mikroskopischen Beobachtungen basieren, die entweder mit dem Licht- oder mit dem Elektronenmikroskop durchgeführt wurden. Zum Beispiel kann der Syphiliserreger durch Mikroskopieren im Dunkelfeld erkannt werden. Die Erreger der Vincent-Infektion des Zahnfleischs und die Lepraerreger werden nicht routinemäßig gezüchtet, können aber durch Betrachtung eines gefärbten Ausstrichs oder Gewebeschnittes identifiziert werden. Die schnelle Pockendiagnose kann durch eine direkte elektronenmikroskopische Untersuchung erleichtert werden.

2.2. Kulturtechniken

Organismen mit unterschiedlichen Wuchsbedürfnissen werden auf einer Reihe verschiedener Medien unter wechselnden Bedingungen gezüchtet. Die meisten der für den Menschen pathogenen Bakterien werden auf Nährmedien unter aeroben Bedingungen bei 37 °C gezüchtet und bilden im allgemeinen innerhalb von 24—48 Std. erkennbare Kolonien. Einige Keime müssen unter anaeroben Bedingungen kultiviert werden. Manche Bakterien benötigen für optimales Wachstum Kohlendioxid. Andere Stämme bilden erst nach mehreren Tagen Kolonien, und es gibt Fälle, wie das Tuberkelbakterium, die hierfür einige Wochen beanspruchen.

Manchmal ist es relativ einfach, mit Hilfe von Kulturmethoden einen pathogenen Stamm von einem Patienten zu isolieren und mit einer durch Erfahrung gewonnenen Sicherheit zu behaupten, daß dieser Erreger als Ursache für die vorliegende Erkrankung anzusehen ist. Meistens jedoch wird die Arbeit durch einige Faktoren kompliziert: 1. Die eingeschickten Proben können unzureichend oder ungeeignet sein, oder sie können beim Transport ungünstigen Bedingungen ausgesetzt gewesen sein. 2. Der Erreger kann spezielle Wuchsbedürfnisse haben, und seine Kultivierung ist dann mit großem Aufwand verbunden. Vielleicht ist es auch unmöglich, den Erreger mit den derzeitig verfügbaren Methoden anzuzüchten. 3. Der tatsächliche Krankheitskeim kann gemeinsam mit einer sehr reichlich vorhandenen Kommensalenflora vorkommen. Sorgsame *Anreicherung* und *Selektionstechniken* sind dann notwendig, um mit größerer Aussicht auf Erfolg den wirklichen „Erreger" zu isolieren.

2.3. Die Postulate von Koch *und* Henle

Der Nachweis eines ursächlichen Zusammenhangs zwischen einem bestimmten Mikroorganismus und einem speziellen Erkrankungszustand basiert auf den oben beschriebenen Verfahrensweisen. Der Kliniker schreibt bestimmten Organismen das pathogene Potential zu, ein gegebenes Syndrom zu erzeugen. Basierend auf vorhergegangenen Erfahrungen und einer Kenntnis der Pathogenese verschiedener Krankheiten entwickelt er eine Differentialdiagnose und entscheidet darüber, welche Art von Proben vom Patienten an das Labor eingesandt werden sollen. Der Mikrobiologe seinerseits wählt die Tests aus, die am wahrscheinlichsten den Nachweis eines vermuteten Krankheitserregers durch direkte (mikroskopische oder Kultivierungs-) oder indirekte (serologische) Verfahren erlauben. Nach einer Zeit klinischer Routinepraxis werden diese Schritte nahezu intuitiv unternommen, sie beziehen sich jedoch auf die Postulate von Koch und Henle. Beide versuchten erstmals, Kriterien für die mutmaßliche ursächliche Beziehung zwischen einem Mikroorganismus und einer bestimmten Erkrankung aufzustellen. Sie forderten, daß das jeweilige Agens konstant in Verbindung mit dem gegebenen Erkrankungszustand auftritt, und daß es möglich sein muß, das Agens als Reinkultur von Patienten zu isolieren, die diese Krankheit haben. Anschließend sollte es möglich sein, die Krankheit erneut durch Übertragung der Reinkultur auf ein empfindliches Tier oder einen menschlichen Freiwilligen hervorzurufen. Die Verwendung von Versuchstieren hat ohne Frage für den Nachweis bestimmter Erreger noch einen Platz in der diagnostischen Mikrobiologie. Aus erklärlichen Gründen sind Versuche am Menschen strengen Einschränkungen unterworfen, und der Gebrauch von Versuchstieren unterliegt in verschiedenen Ländern, z. B. in England, sehr strengen gesetzlichen Bestimmungen[1]).

Es wird deutlich werden, daß die Postulate von Koch

---

[1]) In der DDR ist die Durchführung von Tierversuchen an eine staatliche Genehmigung gebunden. Sie wird nur wissenschaftlichen und gleichgestellten Einrichtungen bei Gewährleistung bestimmter Voraussetzungen erteilt. Dazu gehören: das Vorhandensein entsprechender räumlicher und personeller Möglichkeiten, die Überwachung der Experimente durch einen Akademiker

und HENLE für einige bekannte Krankheiten nicht erfüllt werden können. Ein besonders beschämendes Beispiel liefert die Lepra: Die Bakterien, die offensichtlich für diese Erkrankung verantwortlich sind, können wir ohne weiteres nachweisen, nicht jedoch kultivieren. Darüberhinaus wird die diagnostische Mikrobiologie mit folgenden praktischen Problemen konfrontiert: 1. Einige unterschiedliche Organismen können Infektionen mit ähnlichen Syndromen hervorrufen. 2. Einige unterschiedliche Syndrome können durch dieselben Mikroorganismen erzeugt werden, die den Menschen in unterschiedlicher Weise angreifen. 3. Die anfängliche Verlaufsform einiger nicht-infektiöser Erkrankungen kann eine mikrobielle Infektion vortäuschen. 4. Die kommensale Flora verschiedener Körperpartien sowie der gesunde Zustand des Keimträgers können auf viele mögliche Irrwege leiten. Der Weg einer routinemäßigen Laboruntersuchung einer Probe ist in Abb. 4 dargestellt. Es sollte jedoch erwähnt werden, daß Einzelheiten einer jeden derartigen Untersuchung von individuellen Erwägungen abhängen.

Zu den Verfahrensweisen, die auf eine Erfüllung der klassischen Postulate hinzielen, bieten uns heute serologische Techniken eine zusätzliche diagnostische Hilfe.

2.4. Serologie

Viele, jedoch nicht alle infektiösen Erkrankungen haben zur Folge, daß der Patient in seinem Serum spezifische *Antikörper* entwickelt, die gegen das infektiöse Agens gerichtet sind. Diese können im Laboratorium durch

einer einschlägigen Fachrichtung, das Führen von Versuchsprotokollen, aus denen Art und Umfang des Versuches ersichtlich ist. Darüber hinaus dürfen Tierversuche nur dort eingesetzt werden, wo andere Untersuchungsmethoden nicht geeignet sind.

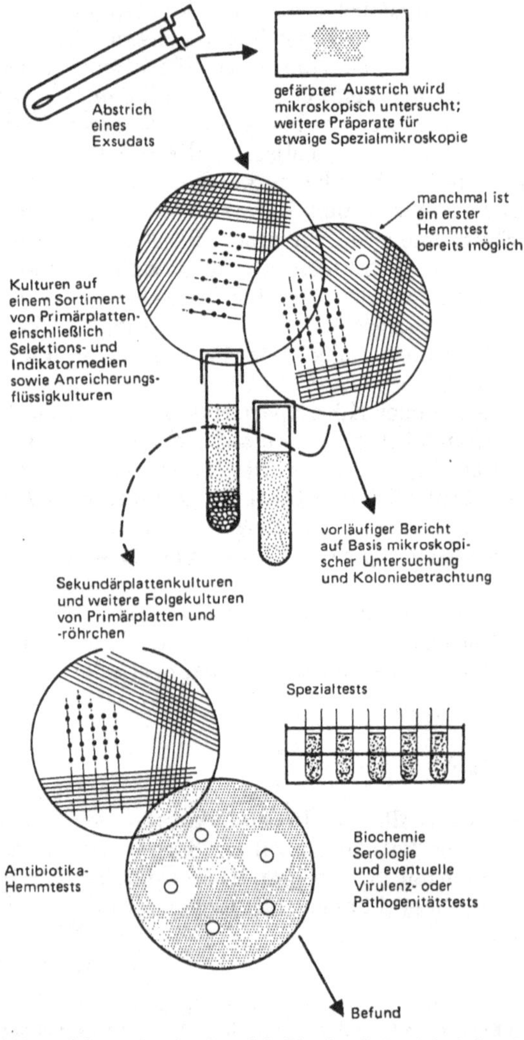

Abb. 4. Schema der einzelnen Schritte einer bakteriologischen Diagnose.

sichtbare Antigen-Antikörper-Reaktionen nachgewiesen werden. Beispiele hierfür sind der Agglutinationstest, der Komplementbindungstest sowie verschiedene Präzipitations- und Neutralisationsreaktionen (s. u.). Der *Titer* eines Antikörpers wird als die höchste Verdünnungsstufe des Patientenserums, bei der die Antikörperwirkung noch nachzuweisen ist, definiert. Man darf hierbei nicht vergessen, daß normale Seren im allgemeinen geringe Mengen an Antikörpern enthalten können, die mit verschiedenen Mikroorganismen reagieren; aktive Schutzimpfungen komplizieren die Lage noch mehr. So kann ein Patient verschiedene Arten von Antikörpern besitzen, die nicht notwendigerweise mit seiner gegenwärtigen Erkrankung in Zusammenhang stehen und von denen einige ausgesprochen irreführend sein können. Beispielsweise kann ein Patient mit Fieber und einer Typhus-ähnlichen Durchfallerkrankung an einer Form der Amöbenruhr leiden. Wenn der Patient früher einmal Impfstoff gegen Typhus erhalten hat, wird im serologischen Befund angegeben, daß Antikörper gegen die Typhusbakterien in auffällig hoher Konzentration vorhanden sind. Ein unerfahrener Bearbeiter könnte dann den Schluß ziehen, daß *Salmonella typhi* der Krankheitserreger ist. Unter diesen Umständen ist es sehr wesentlich, daß früher erfolgte Schutzimpfungen bekannt sind, und zusätzliche Mitteilungen im serologischen Befund können manchmal wichtige Anhaltspunkte liefern.

2.5. *Serologische Tests*

Bildet ein Mensch spezifische Antikörper gegen einen Mikroorganismus, so ist das ein indirekter Beweis dafür, daß er sich früher irgendwann einmal mit dem betreffenden Erreger auseinandergesetzt hat. Es kann eine eindeutige Anamnese der typischen Krankheit existieren. Manchmal jedoch trifft dies nicht zu, es kann sich um eine subklinische oder unerkannte Infektion gehandelt haben. Eine andere Erklärungsmöglichkeit für den serologischen Befund wäre, wie oben erwähnt, eine frühere spezifische künstliche Immunisierung. Bei einem sehr jungen Kind könnten die Antikörper auch passiv von der Mutter erworben sein.

In den frühen Phasen einer Infektionskrankheit kann der Nachweis einer geringen oder nicht signifikanten Antikörper-Konzentration eine echte diagnostische Hilfe sein. Der anschließende Nachweis eines *steigenden Titers* ist dann ein starkes Indiz dafür, daß der spezifische Erreger mit der vorliegenden Erkrankung in Zusammenhang stehen kann (Abb. 5). Absolut kann man sich darauf nicht immer verlassen, weil manchmal unspezifische Reaktionen auftreten, aber es ist oft ein sinnvoller Nachweis. Bei der rückblickenden Analyse einer Erkrankung erweist sich der Nachweis eines *sinkenden Titers* manchmal als nützlich.

Für den Nachweis im Serum vorhandener Antikörper

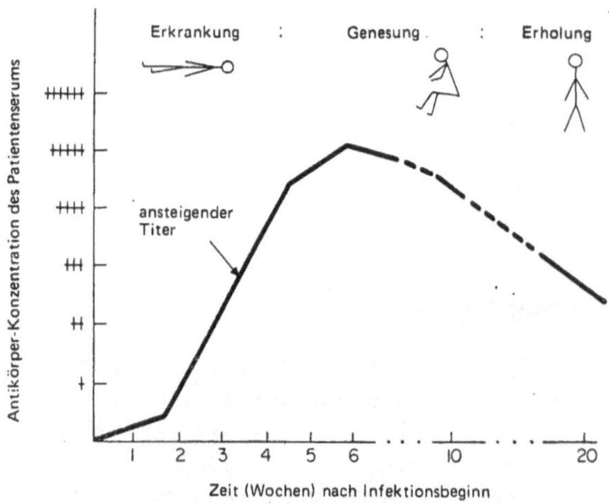

Abb. 5. Die mögliche Entwicklung der Antikörper-Konzentration in einem Patientenserum: Ansteigen und Absinken des Titers.

zu allgemeinen diagnostischen Zwecken bieten sich mehrere Möglichkeiten:

1. Agglutinationstests

a) Agglutinationstests im Reagenzglas

Definierte Mengen einer Standardsuspension des Teststammes werden zu einer Verdünnungsreihe des Patientenserums gegeben und inkubiert. Nach Ablauf der Inkubationszeit wird die Agglutination als eine Verklumpung der Suspension sichtbar (Abb. 6). Der gesuchte Titer ist die höchste Verdünnungsstufe des Serums, bei der noch eine Agglutination eintritt. Nach diesem Prinzip verläuft der WIDAL-Test. Er wird als Suchreaktion für Antikörper gegen *Salmonella typhi* (oder verwandte Erreger) bei der serologischen Diagnose des Unterleibstyphus angewendet.

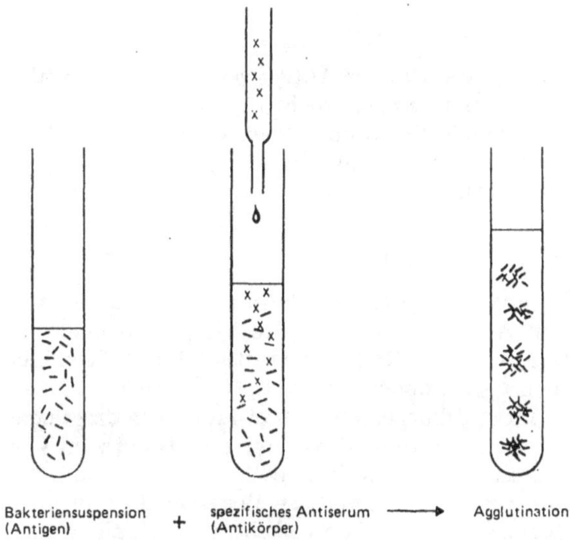

Abb. 6. Ein Agglutinationstest im Reagenzglas. In vereinfachter Form kann dieser Test auch auf dem Objektträger durchgeführt werden.

b) Agglutinationstests auf dem Objektträger

Wird eine geeignete Suspension des Teststammes auf einem Objektträger mit einem Tropfen des spezifischen Serums gemischt, so lassen sich nach leichtem Hin- und Herbewegen der Mischung die agglutinierenden Antikörper nachweisen. Für den Fall, daß eine sehr beachtliche Menge an Antikörpern vorhanden ist, kommt es zu einer sichtbaren Verklumpung der Organismen. Dieses Verfahren dient der vorläufigen Identifizierung einiger unbekannter Bakterien, die aus Kulturen von Probenmaterial stammen. Man testet diese Bakterien im Laboratorium mit bekannten spezifischen Antiseren, die einen hohen Titer haben. Eine allgemeine Anwendung dieser Methode als direkter Test mit Patientenserum gegen bekannte Erreger ist jedoch nicht möglich. Nach dem beschriebenen Prinzip verläuft die direkte Blut-Kreuzprobe.

2. Präzipitationstests

Reagiert ein spezifischer Antikörper unter bestimmten Bedingungen mit einem nicht-partikulären, löslichen Antigen, so präzipitieren oder flocken die Antigen-Antikörper-Komplexe aus (Abb. 7) und werden als weißliche Aggregate sichtbar.

3. Komplementbindungstests

Das Komplementsystem des Serums (S. 60) ist an verschiedenen Antigen-Antikörper-Reaktionen beteiligt. Es spielt eine wichtige Rolle bei bestimmten, mit diesen Reaktionen verbundenen cytolytischen Prozessen. Wenn Antigen und Antikörper unter bestimmten Bedingungen miteinander reagieren, wird Komplement bei diesem Vorgang verbraucht oder „gebunden“. Steht für eine derartige Reaktion nur eine geringe Menge an Komplement zur Verfügung, so wird diese vollständig verbraucht, und es bleibt nichts mehr für eine nachfolgende Reaktion übrig (Abb. 8).

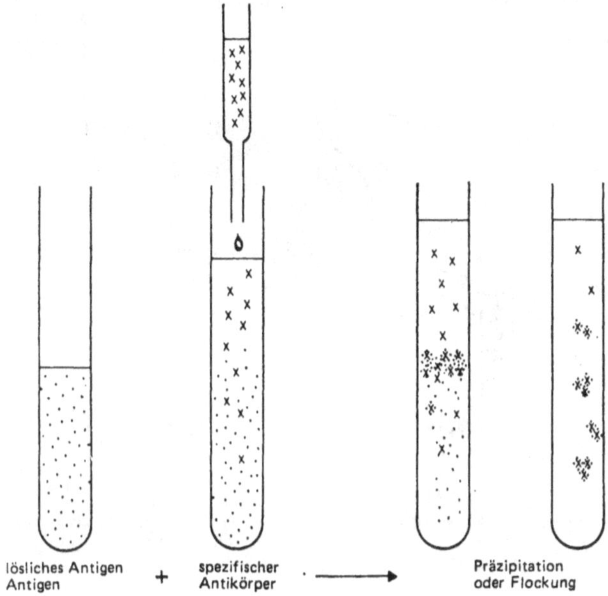

Abb. 7. Ein Präzipitationstest. Dieses Prinzip wird auch bei verschiedenen anderen Methoden angewendet, die ohne Reagenzgläser durchgeführt werden können.

Schritt 1

Patientenserum kann 1. spezifisch gegen den Krankheitserreger gerichtete Antikörper (Ak) und 2. natürliches Komplement (C) (in nicht festgelegter Menge) enthalten.

Das Serum wird leicht erhitzt, um das thermolabile natürliche Komplement zu zerstören.

Eine definierte Menge an Meerschweinchen-Komplement wird hinzugefügt.

Nun wird das Patientenserum, das Antikörper (Ak) und zugegebenes Komplement enthält, mit spezifischem Antigen (Ag) gemischt.

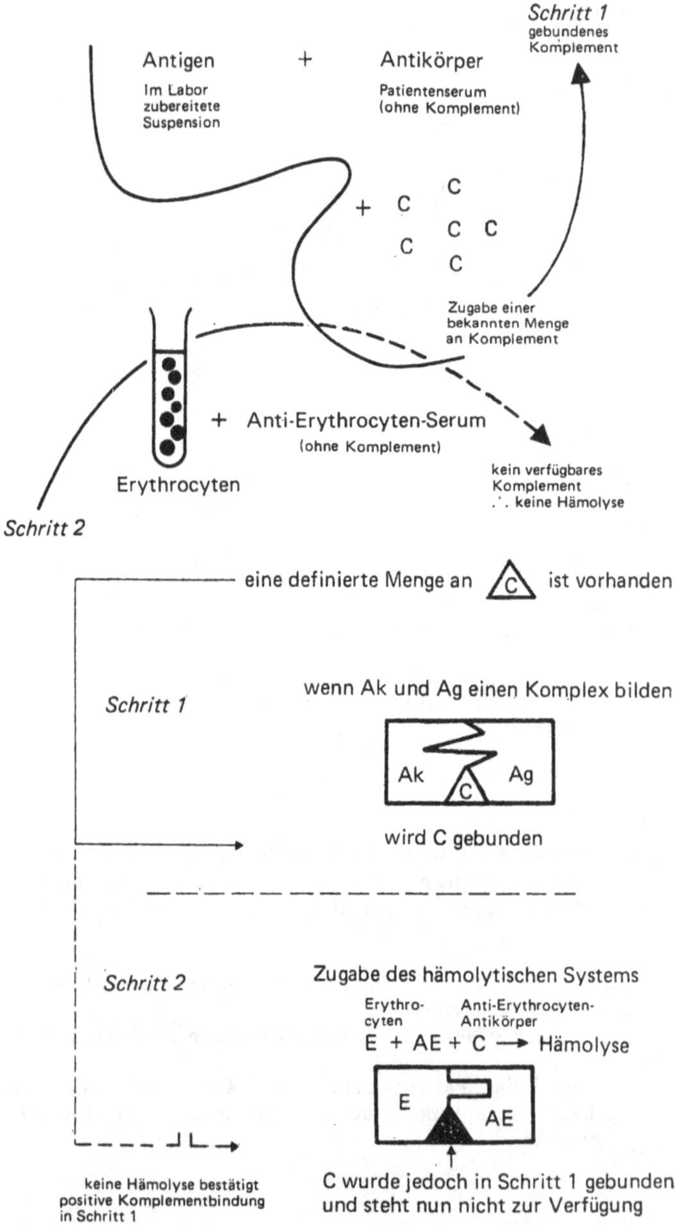

Abb. 8. Das Prinzip des Komplementbindungstests.

Findet eine Antigen-Antikörper-Reaktion in Gegenwart von Komplement statt, so wird das Komplement verbraucht. Anschließend besteht das ganze Problem darin, nachzuweisen, ob das Komplement verbraucht worden ist oder nicht. Dies geschieht im zweiten Schritt des Tests.

Schritt 2

Das Vorhandensein von C wird durch Zugabe eines weiteren Antigen-Antikörper-Systems (eines „hämolytischen Systems") überprüft, das aus Schaferythrocyten (E) und Anti-Schaferythrocytenserum (AE) besteht, das zuvor erhitzt wurde (um das natürliche C zu inaktivieren).

Nur in Gegenwart von C kommt es in dem beschriebenen Ansatz zur Hämolyse der Schaferythrocyten. Wenn jedoch in Schritt 1 eine positive Reaktion vorgelegen hat, steht für den 2. Schritt kein C mehr zur Verfügung. Die Erythrocyten werden nicht lysiert. Im Hinblick auf den diagnostischen Test in Schritt 1 stellt dieser Befund ein *positives Ergebnis* dar.

4. Neutralisations- und verwandte Tests

Bestimmte Antigene haben Wirkungen, die sich mit Hilfe von Tieren oder *in-vitro*-Systemen nachweisen lassen. Zum Beispiel können einige toxische Bakterienproteine („Toxine") letal oder hämolytisch wirken. Einige Viren können Zellen in Gewebekultur angreifen

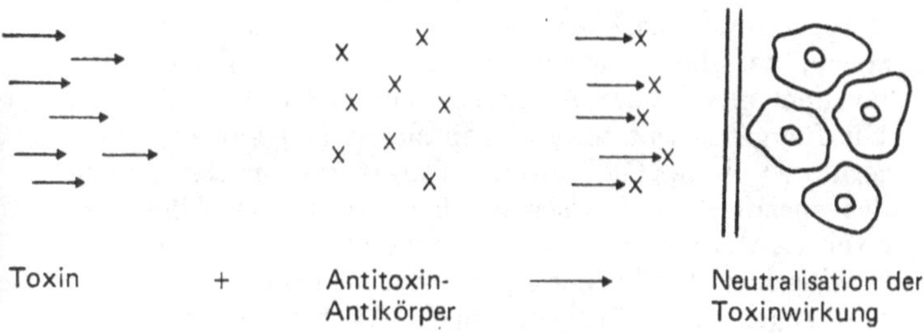

Abb. 9. Toxin-Neutralisation durch Antitoxin.

(„cytopathischer Effekt“) oder zu einer Verklebung von Erythrocyten (Hämagglutination) führen. Spezifische, gegen diese verschiedenen Agentien gewonnene Antikörper können solche nachweisbaren Reaktionen hemmen oder neutralisieren. Auf dieser Basis beruhen spezifische serologische Neutralisations- oder Hemmtests (Abb. 9).

5. Immunfluoreszenzmethoden

Für die Markierung von Antikörpern mit bestimmten Farbstoffen, die wie das Fluoreszein im ultravioletten Licht fluoreszieren, gibt es verschiedene Methoden:

a) In einigen Fällen findet die *direkte Markierung* diagnostische Verwendung. Zum Beispiel kann man ein spezifisches Antiserum, das gegen ein somatisches Oberflächen-Antigen einer Bakterienzelle gewonnen wurde, mit Fluoreszein konjugieren. Mit diesem konjugierten Antiserum wird dann der angetrocknete Ausstrich eines Exsudats oder einer Kulturflüssigkeit behandelt, in der das Bakterium vermutet wird. Falls das spezifische Bakterium tatsächlich vorhanden ist, bleiben die markierten Antikörper daran haften und werden auch bei dem zuletzt durchgeführten Waschvorgang nicht abgespült. Wird der Ausstrich dann in einem speziell ausgerüsteten Mikroskop bei ultraviolettem Licht betrachtet, so läßt sich eine Fluoreszenz des Bakteriums erkennen.

b) In anderen Situationen verwendet man eine *indirekte Markierung*. Hierbei wird der zuerst angewendete Antikörper nicht markiert. Vielmehr durchläuft der Ausstrich, der das Antigen enthält, nach der Behandlung mit dem spezifischen Antikörper eine weitere Inkubation. Hierfür gebraucht man ein spezielles (markiertes) Antiserum gegen das Globulin der Tierart, die zur Gewinnung des spezifischen Antiserums benutzt wurde. Über das zweite Antiserum wird die Fluoreszeinmarkierung an dem spezifischen Antikörper fixiert, der sich im Ausstrich an sein zugehöriges Antigen angelagert hat. Es gibt eine Reihe von Variationen dieses Prinzips.

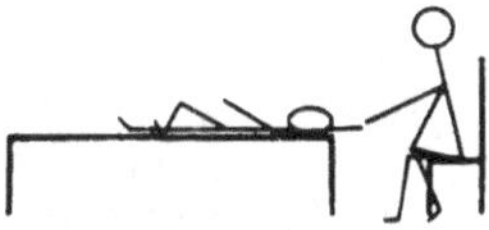

Patient

Untersuchungsmaterial

Blutprobe

direkter Nachweis
des Erregers

a) durch direkte Mikroskopie

b) durch Anlegen einer Kultur usw.

indirekte Bestimmung
eines mutmaßlichen
Erregers durch den
Nachweis spezifischer
Antikörper im
Patientenserum

Identifizierung der Reinkultur
und Empfindlichkeitstests

serologischer
Befund

Abschätzung der Bedeutung der
Laborergebnisse im Vergleich zu

1. Merkmalen und Symptomen des Patienten: „Krankheitsbild"
2. der Vorgeschichte des Patienten: Ansteckungsmöglichkeit, vorhergegangene Behandlung, früher erfolgte Schutzimpfung usw.
3. zutreffendem epidemiologischen Bescheid

↓

Diagnose
und
Behandlung

Abb. 10. Die Rolle der medizinischen Mikrobiologie für die Diagnose und Behandlung von Infektionskrankheiten.

3. Pathogene Viren

Diese nicht-zellulären, obligat intrazellulär lebenden Parasiten werden z. B. im Buch von B. S. Primrose „Einführung in die Virologie“ detailliert beschrieben. Die grundlegenden chemischen Bausteine des Viruspartikels oder *Virions* sind Protein und entweder DNS oder RNS, jedoch kommen beide Nucleinsäure-Formen nie nebeneinander in einem Virus vor. Normalerweise ist die DNS doppelsträngig, und die RNS ist einzelsträngig, obwohl Ausnahmen von diesen beiden Möglichkeiten vorkommen.

Es läßt sich darüber streiten, ob Viren als parasitische Organismen oder als bösartige Nucleinsäure-Stückchen anzusehen sind. Viele Viren können auf einen neuen Wirt übertragen werden und dort den Stoffwechsel verschiedener menschlicher Zellen stören sowie die Stoffwechselwege der Wirtszelle in Richtung einer Vermehrung von Virionen umdirigieren. Dieser mikrobiologische Aspekt ist im Hinblick auf die Erforschung der Infektionskrankheiten sehr wichtig. Einige Viren können den Stoffwechsel der Wirtszelle in subtilerer und weniger direkt erkennbarer Form beeinflussen. Hiermit befaßt sich eine Reihe verwandter medizinischer Disziplinen, u. a. die Erforschung familiärer Krankheiten, die medizinische Genetik und die Krebsforschung.

3.1. Diagnose der Virusinfektionen im Laboratorium

3.1.1. Mikroskopie

Unter bestimmten Bedingungen läßt sich ein pathogenes Virus erkennen. Eine mutmaßliche Diagnose kann dann auf der Basis direkter elektronenmikroskopischer Untersuchung des vom Patienten stammenden Materials erstellt werden. Dies läßt sich im Fall von Pocken durchführen, wobei die typischen Virionen in Präparaten des aus den Hautbläschen gewonnenen Materials zu beobachten sind. Dieses Verfahren kann für die rasche Unterscheidung zwischen einem atypischen Fall von Windpocken und echten Pocken sehr nützlich sein.

In anderen Fällen lassen sich durch lichtmikroskopische Untersuchung gefärbter Zellen des Wirtsorganismus typische Erscheinungsformen spezifischer Virusinfektionen erkennen. Zum Beispiel verursacht das Tollwutvirus typische eosinophile Einschlußkörperchen (Negri-Körperchen) im Cytoplasma der Nervenzellen des Gehirns. Ergibt sich dieser Befund bei der Autopsie eines Hundes, so kommt ihm eine unmittelbare medizinische Bedeutung zu: Es muß etwas zum Schutz der Personen unternommen werden, die mit dem Tier Kontakt hatten. In ähnlicher Weise zeigen Zellen, die aus Läsionen von Pockenpatienten stammen, eosinophile Einschlüsse im Cytoplasma (Guarnieri-Körperchen). Von Herpesviren befallene Zellen enthalten Einschlüsse innerhalb des Kerns, und es kann zur Bildung von Riesenzellen kommen.

In steigendem Maße werden Immunfluoreszenzmethoden für die spezifische Identifizierung innerhalb der Wirtszellen befindlicher Viren entwickelt. Auf diesem Sektor und auch bei der Beobachtung cytopathischer Effekte *in vitro* ist das Lichtmikroskop für die diagnostische Virologie von unmittelbarem Nutzen.

3.1.2. Isolierungs- und Kulturtechniken

Pathogene Viren lassen sich aus Untersuchungsmaterial isolieren, indem es in ein geeignetes Substrat, das aus lebenden Zellen besteht, eingebracht wird. Am Ende erfolgt die Identifizierung der Produkte. Viren können sich nicht unabhängig von ihrer Wirtszelle replizieren, und jedes Virus besitzt eine eindeutig spezifische Affinität für bestimmte Arten von Wirtszellen. Dieses Zellspektrum wird unter anderem durch die auf der Oberfläche der Wirtszellen befindlichen Rezeptoren und durch die individuelle Proteinhülle des Virus festgelegt. Ein für die Viruskultur geeignetes System lebender Zellen läßt sich unter den folgenden Beispielen finden: 1. Ein Versuchstier, 2. ein befruchtetes Ei (Hühnerembryo), 3. eine *in-vitro*-Kultur von Gewebezellen (Zell- oder Gewebekultur), 4. eine *in-vitro*-Kultur eines intakten Stücks differenzierten Gewebes (Organkultur).

Tiere werden selten für die primäre Identifizierung von Viren benutzt, wogegen man Zellkulturen für viele Isolierungen routinemäßig verwendet. Man stellt aus Fragmenten bestimmter menschlicher oder tierischer Gewebe Zellsuspensionen her, die im allgemeinen in Teströhrchen aus Glas gezüchtet werden, auf deren inneren Wänden die Zellen eine einschichtige Lage (*engl.*: monolayer) bilden. Die Zellen werden von einer Nährlösung umspült, und normalerweise rotieren die Röhrchen während der Inkubation. Falls die Zellen für die Vermehrung des Virus geeignet sind, geschieht nach der Zugabe des infektiösen Materials folgendes: Nachdem ein Viruspartikel (Virion) an der Oberfläche der Wirtszelle absorbiert wurde, gelangt dieses, möglicherweise durch einen als Pinocytose bezeichneten Vorgang, in die Wirtszelle. Nun verliert das Virion seine Proteinhülle (Capsid), und die nackte Virusnucleinsäure wird freigesetzt (*engl.*: uncoating). In diesem Stadium ist das Virus als solches unsichtbar, und man bezeichnet dies als *Eklipse*. Inzwischen ist jedoch das Virusgenom (Erbgut des Virus) dazu übergegangen, der Reihe nach all jene Bausteine zu prägen, die für die Zusammenlagerung neuer Viruspartikel erforderlich sind. Auf diese Weise wird der Stoffwechsel der Wirtszelle unter Kontrolle gebracht und in Richtung einer Produktion neuer Virionen umdirigiert (Abb. 11).

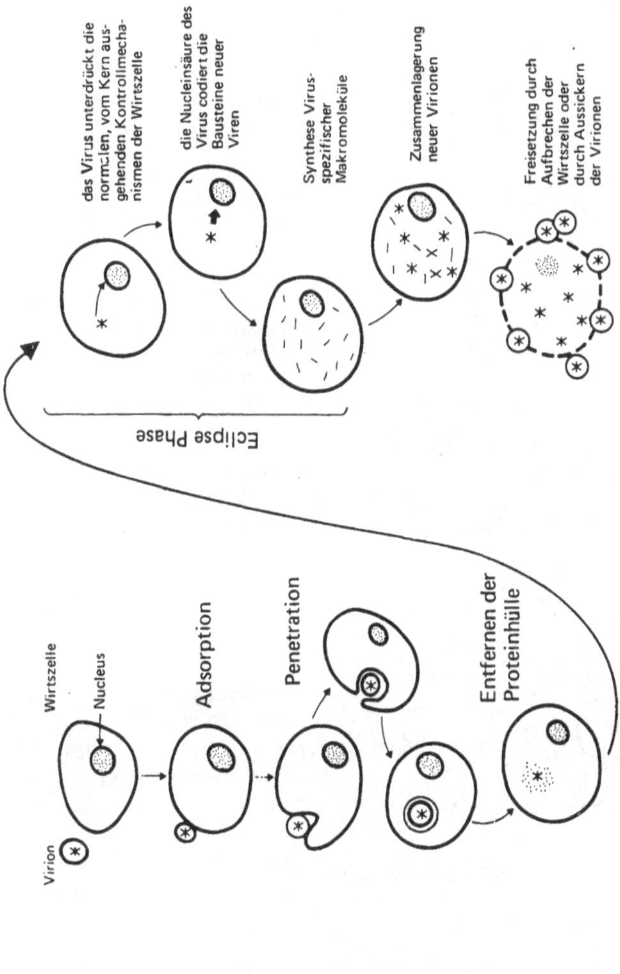

Abb. 11. Infektions- und Replikationsphasen eines Virus (nicht maßstabgetreu).

Manchmal ist es den Virus-befallenen Zellen anzusehen, daß „etwas mit ihnen nicht stimmt“, manchmal jedoch auch nicht. Es können eine unverkennbare Schädigung und ein Absterben der Zellen vorliegen — ein *cytopathischer Effekt* (CPE) (Abb. 12) —, oder es kann eine abnorme Zellvermehrung (Hyperplasie) stattfinden, die manchmal mit Änderungen malignen Charakters einhergeht.

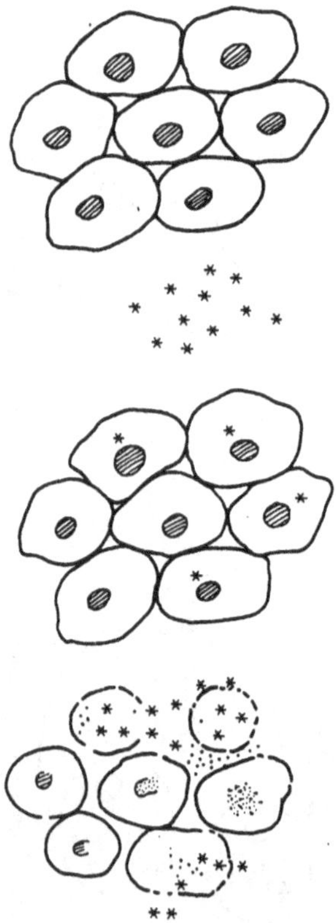

Abb. 12. Der Virus-bedingte cytopathische Effekt.

Manche Zellen werden von bestimmten Viren infiziert und zeigen keine sichtbaren Veränderungen, wenn diese sich in ihnen vermehren. Behandelt man eine Zell-Monolayer mit einer derartig verdünnten Viruspräparation, daß nur ein Bruchteil der Zellen infiziert wird, so läßt sich jeder sichtbare cytopathische Effekt im Bereich der zuerst infizierten Zelle lokalisieren, wenn die Monolayer mit einem halbflüssigen Medium überschichtet wurde: Die freigesetzten Viren greifen sukzessiv benachbarte Zellen an und werden nicht, wie in einem flüssigen System, zufällig verteilt. Als Folge entwickeln sich in der Monolayer *Plaques* (Löcher) zugrundegegangener Zellen. Diese Regionen treten nach Behandlung der Monolayer mit einem Farbstoff besonders deutlich in Erscheinung.

3.1.3. Charakterisierung und Identifizierung

Die Identifizierung eines spezifischen Virus beruht auf mehreren Testergebnissen, für die u. a. erforderlich sein können:

1. *Morphologie.* Die elektronenmikroskopische Untersuchung geeignet vorbehandelter Präparate kann der Klassifizierung dienliche, detaillierte Informationen über Form oder Struktur liefern.

2. *Skala der empfindlichen Zelltypen.* Da die Viren sich in ihrer Affinität gegenüber einzelnen Arten von Wirtszellen unterscheiden, kann eine diesbezügliche Kenntnis ein wichtiger Anhaltspunkt sein.

3. *Erscheinungen in Kultursystemen.* Die Reaktion einer befruchteten Eizelle auf ein Virus, wie z. B. die Bildung von Pocken nach der Beimpfung mit einem Pockenvirus, kann für die Diagnose wertvoll sein. Auch das System einer *in-vitro*-Zellkultur kann, wenn man gefärbte Präparate davon lichtmikroskopisch untersucht, diagnostisch wertvolle Hinweise liefern. Manchmal kann der cytopathische Effekt direkt mit Erscheinungen verknüpft sein, die Anhaltspunkte geben.

4. *Besondere Reaktionen.* Beispiele sind die *Hämagglutination* und die *Hämadsorption.* Einige Viren, insbesondere die Orthomyxoviren und die Paramyxoviren, besitzen eine Affinität für bestimmte Mucoproteine (Glycoproteine) auf Zelloberflächen. Dies läßt sich durch Bindung der Viren an die Oberflächen von Erythrocyten nachweisen, wodurch eine Agglutination dieser Zellen (Hämagglutination) hervorgerufen wird.

5. *Bei Versuchstieren erzeugte Wirkungen:* In einigen Fällen kann man ein Krankheitssyndrom erneut bei einem Versuchstier hervorrufen oder in seinen Geweben einen histopathologischen Effekt herbeiführen. Beide Befunde zeigen die Identität des Virus an.

6. *Serologie*: Die Identifizierung eines isolierten Virus wird häufig durch einen serologischen Befund abgeschlossen. Die Suspension eines kultivierten Virus kann spezifisch mit einem Antiserum reagieren, das gegen ein bekanntes Virus gewonnen wurde. Der Nachweis kann als *Präzipitationsreaktion* (S. 32) oder als *Komplementbindungsreaktion* erfolgen (s. S. 32—35). Manchmal läßt sich auch zeigen, daß das Antiserum eine Zellkultur gegen einen cytopathischen Effekt oder ein Tier gegen einen pathogenen Effekt schützt. Diese Reaktionen werden als *Neutralisationstests* bezeichnet.

Wenn das Virus hämagglutinierende Eigenschaften besitzt, läßt sich eine spezifische serologische *Hämagglutinationshemmung* nachweisen. Voraussetzung hierfür ist, daß zuvor unspezifische Inhibitoren mit chemischen oder enzymatischen Methoden aus dem Serum entfernt werden.

Es muß noch erwähnt werden, daß die Viren in der Natur in sehr großer Zahl vorhanden sind. Deshalb kann ein Virus durch Zufall in Gewebs- oder Sekretproben eines Patienten gelangen, dessen Krankheit dann in keinerlei Beziehung zu diesem speziellen Virus steht. Genau wie der Bakteriologe darauf bedacht sein muß, einen kommensalen Mikroorganismus nicht mit einem aktiven Krankheitserreger zu verwechseln, muß der Virologe von der Existenz latenter oder vorübergehend anwesender Viren in Geweben wissen. Abgesehen davon hat der Virologe noch ein zusätzliches Problem: Er arbeitet mit Systemen von Zellkulturen, die ihrerseits von Zeit zu Zeit durch Bakterien, Pilze oder Mykoplasmen kontaminiert werden. Eine Kontamination durch Bakterien oder Pilze ist gewöhnlich ohne größere Schwierigkeiten zu erkennen. Die anderen möglichen Kontaminanten hingegen können gelegentlich den Anlaß zu einer verwirrenden Kette von Fehlschlüssen in der diagnostischen und experimentellen Virologie herbeiführen.

Tabelle 4.

Einige medizinisch bedeutsame Viren.

Viren	Nucleinsäure-Typ	Gruppenbezeichnung	Beispiele	Verursachte Krankheit
Orthomyxoviren	RNS	Myxoviren	Influenzaviren A, B, C	Grippe
Paramyxoviren	RNS		Mumpsvirus Masernvirus	Mumps Masern
Picornaviren	RNS	Enteroviren	Polioviren (Typ 1—3) Coxsackievieren	Poliomyelitis Meningitis, Pleurodynie, Myokarditis
			ECHO-Viren Rhinoviren	Meningitis, Diarrhoe Schnupfen
Rhabdoviren	RNS		Rabiesvirus	Tollwut
Togaviren	RNS	Arboviren[1])	Gruppe A Gruppe B Gruppe C	Enzephalitis Gelbfieber, Denguefieber, Louping ill, Enzephalitis Enzephalitis
Adenoviren	DNS		Adenoviren (Typen 1—31)	Infektionen der Atmungswege
Herpesviren	DNS		Herpesvirus hominis	Herpes simplex (Stomatitis, Erkältungsbläschen usw.)

(Fortsetzung Tabelle 4)

Viren	Nucleinsäure-Typ	Gruppenbezeichnung	Beispiele	Verursachte Krankheit
			Varicella-Zoster-Virus	Windpocken, Herpes zoster (Gürtelrose)
Papovaviren	DNS		Papillomaviren	Warzen
Pockenviren	DNS		Variolavirus	Pocken
			Vakziniavirus – wird als Impfstoff gegen Pocken verwendet und ist mit dem Kuhpockenvirus verwandt	

[1]) Andere Arboviren gehören verschiedenen Virusgruppen an (s. S. 158).

4. Medizinische Mykologie

Soweit bekannt ist, sind die meisten aus der riesigen Anzahl verschiedener Pilze, die es in der Natur gibt, für den Menschen unschädlich. Einige sind sehr nützlich und finden beim Backen und Brauen, bei der Käseherstellung, in der chemischen Industrie, bei verschiedenen Produktionsverfahren und bei der Erzeugung einiger unserer wertvollsten Antibiotika Verwendung.

Einige wenige Pilze sind für Menschen und Tiere pathogen. Im allgemeinen scheint es, daß Pilzbestandteile in Geweben nicht solch starke Wirtsreaktionen auslösen, wie sie für manche durch Bakterien oder Viren verursachte Infektionen typisch sind. Allerdings können Personen, die gegen verschiedene Pilze empfindlich sind, manchmal akut auf eine Pilzinfektion oder auf eingeatmete Pilzbestandteile aus der Luft reagieren. Die Eintrittsmöglichkeiten für eine Pilzinfektion sind weitgehend auf den respiratorischen Weg und den Hautkontakt beschränkt, wobei häufig eine kleinere Verletzung begünstigend wirkt.

Die pathogenen Pilze umfassen die Erreger von Systeminfektionen oder „tiefen Mykosen“ sowie die für epidermale Infektionen — „oberflächliche Mykosen“ — typischen Erreger, die Gewebe wie Haut, Haare und Nägel befallen.

4.1. *Tiefe Mykosen*

4.1.1. *Befall der Hirnhaut*

Der eiförmige, hefeähnliche Pilz *Cryptococcus neoformans* kommt in den Exkrementen von Vögeln vor.

Wird er eingeatmet, so kann er verschiedene Erkrankungsformen beim Menschen hervorrufen, einschließlich einer Hirnhautinfektion, die auf das Gehirn übergreift.

4.1.2. Befall der Atmungsorgane

Blastomyces dermatitidis dringt ebenfalls über die Atmungswege ein. Es handelt sich um einen *dimorphen* Pilz, d. h. er tritt in den Geweben oder unter bestimmten Bedingungen *in vitro* als hefeähnliche Form auf, kann aber auch ein Myzel bilden. Die Blastomykose kann verschiedene Gewebe oder Organe angreifen; im typischen Fall sind die Lungen betroffen.

Coccidioides immitis ist ein dimorpher Pilz, der gewöhnlich nach Einatmung der in der Luft vorhandenen Sporen die Lungen befällt.

Histoplasma capsulatum ist ein dimorpher Pilz, der sich im Boden und im Staub findet. Er kann in den Atmungsorganen eine tuberkuloseähnliche Erkrankung hervorrufen.

4.1.3. Befall tiefliegender Hautschichten

Verschiedene Pilze führen zu Infektionen tiefliegender Hautschichten, die sehr entstellend und hinderlich sein können. Die Sporotrichose wird durch *Sporotrichum schenckii* verursacht. Charakteristische Merkmale sind die Entstehung einer Pustel an einer kleineren Verletzungsstelle, die Ausbreitung der Infektion in Richtung der regionären Lymphknoten sowie Abszeßbildung. Die Chromoblastomykose ist ein ähnliches Syndrom, das durch andere Pilze verursacht wird. Als Myzetom oder Madurafuß bezeichnet man eine in tropischen Ländern recht häufige Infektion durch Fadenpilze. Hierbei kommt es zu knotenförmigen nekrotischen Läsionen, die eitern und Hohlräume bilden.

4.2. Oberflächliche Mykosen

4.2.1. Oberflächlicher Befall von Schleimhäuten

Der hefeartige Pilz *Candida albicans* (*Monilia albicans*) ist ein im Mund lebender Kommensale. Gewöhnlich ruft er oberflächliche Schleimhautinfektionen im Mund oder in der Scheide hervor. Da der Pilz auf den dunklen Epithelien als weiße Sprenkelung erscheint, bezeichnet man diese Erkrankung als „Schwamm". Der Mundschwamm tritt häufig bei Kleinkindern auf. Der Vaginalschwamm kommt sehr häufig bei Frauen in gebärfähigem Alter und in späteren Jahren vor. Weil dieser Zustand häufig mit einer lokalen oder generellen Schwächung der Abwehrkräfte im Gewebe auftritt, bezeichnete man *C. albicans* als ein zuverlässigeres Indiz für das Frühstadium einer sich entwickelnden Abnormität als die chemischen Tests, auf die sich die Kliniker verlassen. Dies ist jedoch eine Übertreibung, die aber den typischen Zusammenhang zwischen einer Candida-Infektion und irgendeinem prädisponierenden Faktor wie Unreife, Schwangerschaft, Diabetes, Mangelernährung, Steroidtherapie, Leukämie oder anderen malignen Erkrankungsformen sowie lokalen Gewebeschädigungen hervorhebt. Von Paronychie spricht man, wenn der Pilz die Nagelfalte eines Fingers infiziert, wobei auch das Nagelgewebe angegriffen werden kann. Candida kann sehr schnell eine Unterdrückung der lokalen Kommensalenflora durch eine Breitspektrum-Antibiotika-Therapie ausnutzen. Die Pilzinfektion kann dann infolge einer allgemeinen Ausbreitung den Magen-Darm-Trakt oder die Atmungswege befallen.

4.2.2. Oberflächlicher Befall von Haut, Haaren und Nägeln — die Dermatophyten

Die Fadenpilze der Gattung *Microsporum*, *Trichophyton* und *Epidermophyton* führen zu Infektionen, die Haut, Haare und Nägel schädigen. Die Erreger bauen Keratin ab. Die mit ihnen verbundenen Infektionen bleiben charakteristischerweise an der Oberfläche. Bei Ausbreitung der Infektion hat der vorrückende Rand der Hautläsion ein kreisförmiges Aussehen. Sie ist als *Scherflechte* oder *Scherpilzflechte* bekannt; ein Synonym ist die Bezeichnung *Tinea*. Die betreffenden Pilze faßt man unter dem Begriff Dermatophyten zusammen.

Einige der Scherflechtenpilze sind anthropophil und kommen primär beim Menschen vor. Zoophile Species dagegen infizieren primär Tiere und werden gelegentlich auf den Menschen übertragen. Primärer Lebensraum der geophilen Species ist der Erdboden. Einige pathogene Scherflechtenpilze des Menschen können mit Sicherheit viele Wochen im Erdboden fortbestehen, jedoch ist zweifelhaft, ob der Erdboden eine echte primäre Infektionsquelle für diese Organismen ist.

Microsporum audouinii und *M. canis* verursachen die Ringelflechte *Tinea capitis* bei Kindern; die geschädigten Haare brechen ab, und ein runder Fleck geröteter, abschuppender oder verkrusteter Kopfhaut wird sichtbar. Die Erkrankung ist ansteckend und kann über Kämme und Bürsten übertragen werden. Erfolgt eine Ansteckung mit einer zoophilen *Trichophyton*-Species durch ein Kalb oder Pony, so kann die befallene Partie eine heftigere Reaktion zeigen, die mit Eiterung und schmerzhafter Schwellung verbunden ist.

Die Körperflechte, *Tinea corporis*, befällt oft die Leistengegend oder die Haut zwischen den Zehen (Sportlerfuß), und der Pilz *Epidermophyton floccosum* kann ihr Erreger sein.

Weitere mögliche Erreger der Körperflechte sind *M. canis, T. rubrum, T. mentagrophytes* und *T. verrucosum*. Einige dieser Arten können auch das Nagelgewebe angreifen.

4.3. *Verschiedene, durch Pilze bedingte Erscheinungen*

Einige Pilze, die gelegentlich an menschlichen Erkrankungen beteiligt sind, befinden sich auf der Grenze zwischen dem saprophytischen und dem pathogenen Stadium. Zum Beispiel kann es vorkommen, daß sich *Aspergillus fumigatus* auf einem Teil kranken oder geschwächten Lungengewebes eines Menschen ansiedelt, der durch irgendeine andere Krankheit angegriffen ist. Der Pilz kann unter diesen Bedingungen tatsächlich saprophytisch in den angegriffenen Geweben wachsen und ein „Aspergillom“ hervorrufen. Eine Weiterentwicklung muß dann durch eine besondere Therapie verhindert werden.

Einige saprophytisch lebende Actinomyceten und Pilze können große Mengen an Sporen oder Myzelfragmenten produzieren, die unter bestimmten Bedingungen in die Luft gelangen und in beachtlichen Mengen eingeatmet werden können. Bei wiederholtem Kontakt mit diesen Pilz-Antigenen kann es zur Bildung von Antikörpern kommen. Diese können verschiedene lokale Überempfindlichkeitsreaktionen hervorrufen, die die Atmungswege angreifen. Dieser Erkrankungstyp gilt heute als Berufsrisiko für Beschäftigte unterschiedlicher Gewerbe. Die Syndrome sind unter Begriffen wie Farmerlunge, Ahornrindenschäler-Krankheit und Malzarbeiter-Krankheit bekannt.

4.4. *Toxine der Pilze (Mykotoxine)*

Die von *Aspergillus flavus* produzierten toxischen Substanzen werden Aflatoxine genannt und besitzen eine beachtliche biologische Bedeutung. Diese Toxine stören die DNS-Synthese und haben mutagene sowie carcinogene Wirkungen. Zum Beispiel wurde gezeigt, daß Aflatoxine bei Tieren eine Form von Leberkrebs (Hepatom) verursachen. Die Aflatoxine können in schimmeligem Material entstehen, das an Vieh oder Geflügel verfüttert wird. In wesentlich kleinerem Maßstab macht man sie für Erkrankungen von Menschen in unterentwickelten Ländern verantwortlich. Es ist eine Reihe weiterer Toxine bekannt, die von Pilzen gebildet werden. Einige von ihnen rufen Vergiftungssyndrome bei Tieren hervor.

4.5. Diagnose von Pilzerkrankungen im Laboratorium

Die Diagnose tiefer Pilzinfektionen basiert auf der mikroskopischen Untersuchung und Kulturen von Sekreten und befallenem Gewebe des Patienten. In manchen Fällen kann zusätzlich ein serologischer Befund erhoben werden.

Die mykologische Diagnose der Hautflechteninfektionen stützt sich auf die mikroskopische Betrachtung von Ausstrichen oder Schnitten infizierten Gewebes. Eine andere Möglichkeit ist die Betrachtung der aus diesem Material gezüchteten Kulturen mit dem Mikroskop oder mit dem bloßen Auge. Serologische Tests sind nicht notwendig.

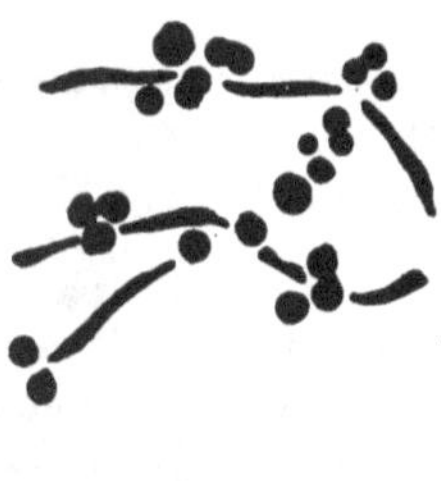

Abb. 13.
Candida albicans – ein Hefe-artiger Pilz, der oberflächliche Infektionen von Schleimhäuten hervorruft.

Infektionen durch *Candida* lassen sich leicht diagnostizieren, indem man gefärbte Ausstriche (Abb. 13) untersucht und von Abstrichen oder befallenem Gewebe eine Kultur des Erregers anlegt. Die Species bestimmt man durch verschiedene Kulturuntersuchungen. Die häufigste Art ist *C. albicans*, aber manchmal kommen auch andere Arten in Frage.

4.6. *Die Züchtung von Pilzen im Laboratorium*

Pilze und Hefen werden im allgemeinen bei Temperaturen von 20—28 °C gezüchtet. Sie wachsen viel langsamer als Bakterien, und es dauert gewöhnlich einige Tage oder Wochen, bis sie voll ausgeprägte Kolonien bilden. Pilzkulturen werden stets unter aeroben Bedingungen und normalerweise auf Kohlenhydrat-reichen Medien gezüchtet, denen man Antibiotika zufügt, um eine bakterielle Kontamination auszuschließen.

Die Hautflechtenpilze lassen sich zweckmäßigerweise auf einem kleinen Stück eines geeigneten Agarmediums züchten, das eine dünne Schicht zwischen einem Objektträger und einem Deckglas bildet (Abb. 14). Man beimpft

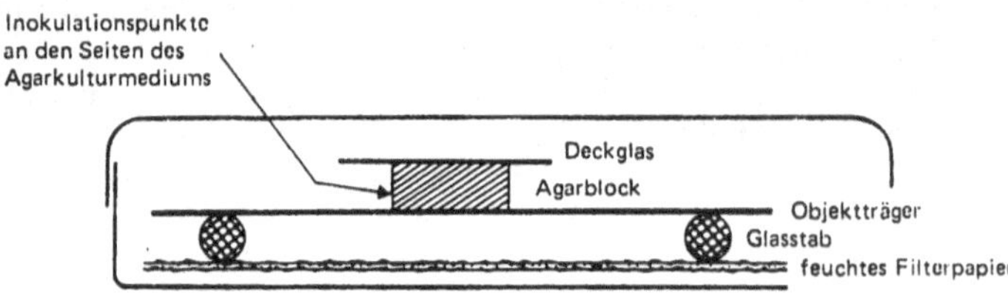

Abb. 14. Ein für die Anzucht und nachfolgende mikroskopische Beobachtung von Pilzen geeignetes Präparationsverfahren.

den Rand des Mediums mit dem Pilz, und das Präparat wird in einer Petrischale inkubiert. Ein feuchtes Filterpapier verhindert die Austrocknung des Agarblocks. Nach angemessener Zeit wachsen die Pilzhyphen und breiten sich über die angrenzenden Glasflächen aus. Sie verflechten sich ineinander zu einem Myzel und bringen eine Reihe von Spezialstrukturen wie *Mikrokonidien* und *Makrokonidien* hervor, die je nach Species ein typisches Aussehen haben (Abb. 15 und 16). Nach Entfernung des Agarblocks lassen sich diese Strukturen gut nachweisen, indem man das am Objektträger und das am Deckglas haftende Material mit Lactophenolblau färbt. Das Pilzbewachsene Deckglas wird dann auf einen sauberen Objektträger gelegt, und auf den ursprünglichen Objektträger gibt man ein frisches Deckglas; so lassen sich zwei Präparate herstellen. Die so erkannten mikroskopischen Strukturen, das Koloniebild der auf Agarflächen von Platten oder flachen Flaschen gezüchteten Kulturen sowie die Reaktionen der Reinkulturen in biochemischen Testverfahren sind charakteristisch für die verschiedenen Gattungen und Arten.

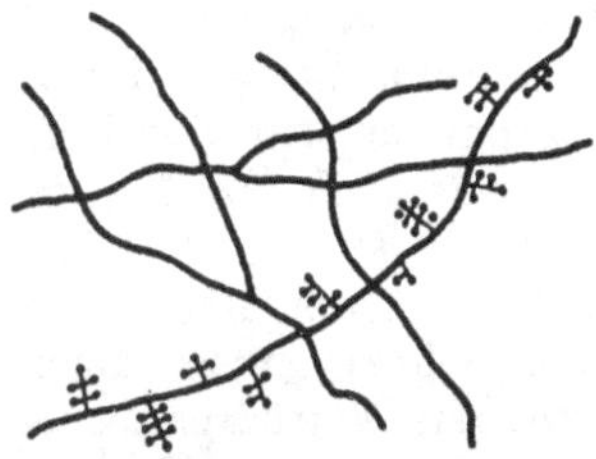

Abb. 15. Schematische Darstellung von Pilzhyphen mit Mikrokonidien (ca. 1:400).

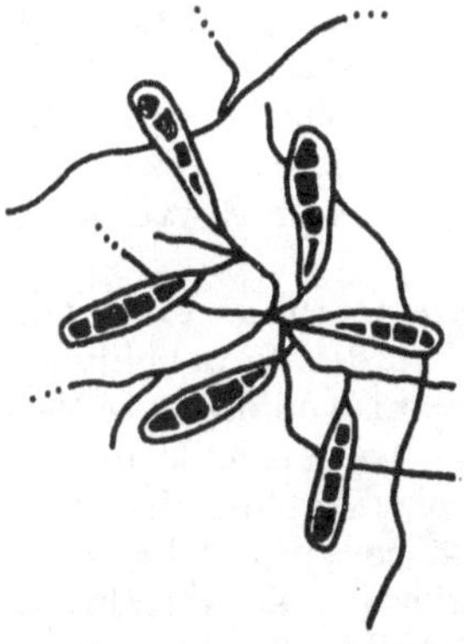

Abb. 16. Schematische Darstellung von Pilzhyphen mit Makrokonidien (ca. 1:500).

5. Abwehrsysteme des Wirts und die Immunantwort

5.1. Immunität

Die Abwehrbereitschaft eines Menschen gegen Infektionen durch potentiell pathogene Keime hängt in erster Linie davon ab, ob die verschiedenen Oberflächen des Körpers wie die Haut, die Augenepithelien, der Magen-Darm-Trakt und die Harn- und Geschlechtswege intakt sind. Die Abwehr in diesen Körperpartien wird durch die lokale Produktion verschiedener, antimikrobiell wirksamer Faktoren ergänzt. Zum Beispiel enthält die Haut antibakteriell wirksame Fettsäuren, und der Magen produziert Säure, die ein wirksamer Schutz gegen Mikroorganismen ist. In den Augen werden Mikroorganismen durch den Lidschlag und die Lysozym-haltige Tränenflüssigkeit ausgespült. Im Darm werden Eindringlinge durch das Zusammenwirken von Schleim und Peristaltik — oder Cilienbewegung an einigen Stellen des Respirationstraktes — zurückgetrieben und ausgeschieden. In einigen Bereichen spielt die lokal anwesende kommensale Bakterienflora (S. 21) eine wichtige Rolle innerhalb des Abwehrsystems. Zum Beispiel erhält eine speziell zusammengesetzte Flora in der Vagina von Erwachsenen den lokalen Säureschutz.

Weiter hängt unsere Widerstandskraft gegen Infektionen von Systemen im Blut und in den Gewebeflüssigkeiten ab, wenn zuweilen Mikroorganismen die erste Verteidigungslinie durchbrechen. Zu den antimikrobiellen Faktoren des Blutes gehören basische Proteine, die einige Mikroorganismen inaktivieren, sowie spezifische Antikörper, die sich infolge einer Infektion entwickeln. In diesem Zusammenhang bilden die weißen Blutkörperchen ein außerordentlich wichtiges Abwehrsystem. Polymorphkernige Leukocyten oder „*Polymorphe*", die wegen ihres gelappten Kerns so genannt werden, können Fremdkörperchen umfließen und einschließen, d. h. sie phagocytieren sie. Nach Einschluß der Bakterienzelle wird diese durch verschiedene hydrolytische Enzyme abgetötet und verdaut. Die Bewegung der phagocytierenden Zellen geschieht durch Chemotaxis, indem ihnen die Freisetzung von Reizstoffen an der Infektionsstelle ermöglicht, ihr Ziel zu finden. In gewissem Ausmaß können die polymorphen Leukocyten auf diese Weise ein Bakterium überwältigen, wenn es zum ersten Mal in einen Wirtsorganismus eindringt. Wesentlich effektiver wird ihre Abwehr, wenn das Bakterium mit spezifischen Antikörpern bedeckt ist. Man führt dies auf die Wirkung von Opsoninen zurück. Einige Krankheitserreger sind resistent gegen die Verdauung innerhalb der Phagocyten und können ihrerseits die polymorphkernigen Leukocyten abtöten. Abgestorbene Leukocyten, zersetztes Gewebe und Fibrin bilden zusammen den Eiter, und man bezeichnet die Bakterien, die diese Reaktionen hervorrufen, als pyogen (S. 60).

Im Blut gibt es noch eine andere Art phagocytierender Zellen, die einfach gebaute, große Kerne besitzen. Man nennt sie Monocyten. Die Monocyten können den Blutkreislauf verlassen und als *Makrophagen* (große Phagocyten) in den Geweben *umherwandern*. Ähnliche Zellen befinden sich in den Wandungen der Blutgefäße und heißen *festsitzende Makrophagen*. Die Aufgabe der Makrophagen ist es im wesentlichen, fremde Partikel — und zwar mit bemerkenswerter Effizienz — aufzunehmen und zu verdauen. Manchmal reichen sie antigen wirksame Substanzen an die *Lymphocyten* weiter. Die Lymphocyten sind weiße Blutkörperchen, die bei der Auslösung der Immunantwort eine Rolle spielen. Es werden zwei Formen der Immunantwort unterschieden. Eine Form beginnt mit der Differenzierung bestimmter Lymphocyten zu *Plasmazellen*, die spezifische Antikörper produzieren. Letztere bilden die Grundlage unserer *humoralen Im-*

munität. Die Umwandlung eines Lymphocyten in eine Plasmazelle wird durch das Antigen und durch weitere Faktoren ausgelöst. Dringen pathogene Bakterien in genügend großer Zahl in die Gewebe eines Wirtsorganismus ein, so wirken sie als komplexe Antigene und regen die transformierten Lymphocyten zur Produktion verschiedener Antikörper (Immunglobuline) an. Die Antikörper können dann mit den Mikroorganismen auf unterschiedliche Weise reagieren (S. 27), was im allgemeinen eine Schädigung der Eindringlinge bedeutet. Diese im Blut zirkulierenden Antikörper (humorale Antikörper) können gegen einen Bestandteil des Bakterienzellkörpers (antisomatische oder anti-0-Antikörper) oder gegen Anhangsgebilde, wie z. B. Geißeln (antiflagellare oder anti-H-Antikörper), gerichtet sein. Sie können spezifisch gegen Bakterien, Viren oder Toxine wirksam sein. Eine andere Art von Lymphocyten gehört einem weniger klar umrissenen, aber dennoch bedeutenden und ähnlichen System an, das auf zellulärer Basis wirkt und die direkte Beseitigung infizierter, gealterter oder beschädigter Wirtszellen übernimmt. Man bezeichnet es als das *zelluläre Immunsystem.*

Die Lymphocyten der oben genannten Systeme haben ihren gemeinsamen Ursprung in primitiven Stammzellen der fetalen Leber, in der Milz und im Knochenmark. Sie lassen sich in zwei Klassen einteilen: Die *B-Lymphocyten* stammen aus Zellen des Knochenmarks und stehen unter dem Einfluß des Eingeweide-Lymphgewebes. Die wichtigste Aufgabe der B-Lymphocyten nach ihrer Antigeninduzierten Transformation besteht in der Synthese von IgM- und später IgG-Antikörpern (s. u.). Die Reifung der *T-Lymphocyten* erfolgt im Thymus, unter dessen Einfluß sie auch stehen. Sie können auf mehrfache Weise mit den B-Lymphocyten kooperieren, insbesondere jedoch sind die T-Lymphocyten Bestandteil des zellulären Immunsystems.

5.1.1. *Die Immunglobuline*

Diese Substanzen, auf die wir auf S. 198 noch einmal zurückkommen, sind an den spezifischen Immunreaktionen beteiligt. Es handelt sich um eine Gruppe von Serumproteinen, die sich in fünf Klassen trennen läßt (Abb. 17).

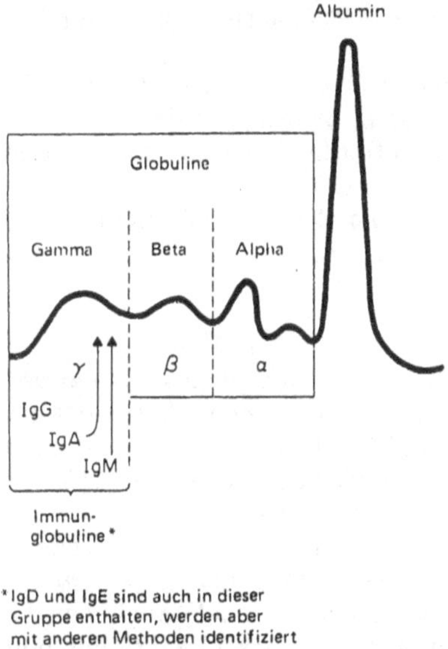

Abb. 17. **Elektrophoretische Auftrennung der Serumproteine.**

Die Synthese von *Immunglobulin M* (IgM) erfolgt als frühe Immunantwort des Wirts auf ein Antigen. IgM spielt bei der Agglutination, Opsonierung, Komplementbindung und bei lytischen Prozessen eine Rolle.

Immunglobulin G (IgG) bildet die Hauptkomponente und wird erst relativ spät in der Kette von Wirtsreaktionen auf ein neues Antigen synthetisiert. Es ist an Präzipitationsreaktionen, Antitoxinwirkung (Neutralisation) und Komplementbindungsreaktionen beteiligt.

Immunglobulin A (IgA) kommt im Serum vor, bildet jedoch auch einen typischen Bestandteil der an mukösen Oberflächen lokal produzierten Antikörper. Dort scheint es in Verbindung mit einem „Sekretionsstück", das seine Ausscheidung durch die muköse Membran ermöglicht, eine Schutzfunktion zu haben. Es ist im Respirationstrakt, im Darm und in den Harnwegen vorhanden, und es kommt in der Muttermilch, Tränenflüssigkeit und im Speichel vor.

Immunglobulin E (IgE) besitzt eine Affinität für die Oberflächen der Wirtszellen. Wahrscheinlich spielt es eine Rolle bei Überempfindlichkeitsreaktionen und Allergien.

Die Funktion von *Immunglobulin D* ist nicht genau bekannt.

5.1.2. Das Komplement

Hierbei handelt es sich um ein komplexes System von Serumproteinen, die an verschiedenen Antigen-Antikörper-Reaktionen beteiligt sind. Wird es infolge einer solchen Reaktion *in vivo* aktiviert, so hat es eine lytische Wirkung auf Zellmembranen. Diese kann sich gegen gramnegative Bakterien richten — und sie lysozymempfindlich machen — oder auch gegen Gewebezellen des Wirts. Das Komplementsystem spielt auch bei der Chemotaxis und bei Überempfindlichkeitsreaktionen eine Rolle. Man vermutet außerdem, daß es für einige der Erscheinungen des bakteriellen Schocks verantwortlich ist (S. 83).

5.2. Akute Entzündung — die pyogene Reaktion

Verschiedene Formen von Gewebsverletzungen haben eine akute Entzündung zur Folge. Es handelt sich hierbei um eine unspezifische Gewebsreaktion auf eine Verletzung durch Chemikalien, eine Verbrennung oder eine lokale Hautinfektion. Auch in anderen Geweben kann es zu einer Entzündung kommen, z. B. im Fall einer lokalen Infektion der Lunge. Die Blutgefäße sind unmittelbar an den Vorgängen beteiligt, deren klassische Bezeichnungen sich von den in der Haut zu beobachtenden Reaktionen ableiten lassen. Nach einer sehr kurz andauernden Gefäßverengung kommt es zu einer fortwährenden Steigerung der lokalen Blutversorgung, die auf einer Erweiterung der Kapillargefäße in der betreffenden Region beruht; eine als Erythem bezeichnete Rötung wird sichtbar. Die beschriebenen Gefäßveränderungen werden anfangs durch eine lokale Histaminausschüttung gesteuert, später geschieht dies durch andere am Ort freigesetzte Substanzen. Die in den Kapillaren befindliche Flüssigkeit dringt nun ihrerseits durch die geweiteten Interzellularräume der Zellen, die die Blutgefäße begrenzen, und staut sich an. Die vier Entzündungsmerkmale Rubor, Calor, Tumor und Dolor (Rötung, Erwärmung, Schwellung und Schmerz) sind die Folge. Die Flüssigkeit wird anschließend wieder durch das Kapillargefäßnetz und durch die Lymphbahnen resorbiert und in die venösen Blutgefäße zurückgeleitet, aber dieser Vorgang kostet Zeit. Inzwischen sammeln sich polymorphe Leukocyten — zunächst infolge der erhöhten Blutzirkulation — in den Gefäßen an. Sie verlassen den Hauptstrom und bewegen sich auf die veränderte Zelloberfläche zu, die die beschädigten Gefäße umgrenzt (Margination). Anschließend dringen sie durch die Zwischenräume dieser Zellen in das Gewebe ein, wobei sie durch Chemotaxis gelenkt werden. Zu einem späteren Zeitpunkt verlassen mononucleäre Zellen (Makrophagen) als Reaktion auf diese Prozesse das Blut und übernehmen die hauptsächliche Phagocytosearbeit. Sie bewirkt die Reinigung und das Ausheilen (Auflösung) des Entzündungsherdes.

5.3. *Eiter — pyogene Erreger und Pyrogene*

Eine Mischung aus abgestorbenen polymorphen Leukocyten, nekrotischem Gewebe und Abbauprodukten des Blutes bildet den Eiter. Befindet sich dieser innerhalb eines Gewebes, so spricht man von einem Abszeß. Kleinere Abszesse können sich manchmal auf natürlichem Wege über eine Reinigung durch Makrophagen, durch Gewebsregeneration oder Ablagerung fibrösen Gewebes (Narbenbildung) auflösen. Relativ oberflächlich gelegene Abszesse können sich „zusammenziehen" und wie ein Furunkel öffnen. Manchmal ist es jedoch nötig, diesen Vorgang durch einen chirurgischen Eingriff zu unterstützen, damit der freie Eiter abfließen kann. Hierdurch senkt sich der Druck in den Geweben, der Schmerz wird reduziert und die Heilung beschleunigt. Gelangen die von einem lokalen Abszeß produzierten Stoffe ins Blut, so können als Folge außerdem eine Reihe „körperlicher Beschwerden" auftreten, zu denen Fieber, Unpäßlichkeit und Kopfschmerzen zählen. Viele von uns kennen aus eigener Erfahrung das allgemeine und lokale Übel, das mit einem Zahnabszeß verbunden ist, und können die Erleichterung bezeugen, die man durch die Öffnung des Abszesses — eine zugegebenermaßen beängstigende Operation — erhält. Das mit einer Infektion verbundene Fieber ist ein allgemeiner Effekt, der auf der Absorption eines *pyrogenen* Agens beruht. Er darf nicht mit dem oben beschriebenen lokalen *pyogenen* Effekt verwechselt werden. Man nimmt an, daß das Pyrogen ein Wirtsfaktor ist, der aus geschädigten Phagocyten freigesetzt wird. Man bezeichnet ihn manchmal als endogenes Pyrogen; dieses entfaltet seine Wirkung über das Gehirn, und ein Prostaglandin fungiert als Mittlersubstanz.

5.4. *Chronische Entzündungsreaktionen*

Auf manche Krankheitserreger reagiert der Körper nicht typischerweise akut. Dies hängt teils vom Typ des Erregers ab, teils vom Immunitätszustand des Wirts und teils von anderen Wirtsfaktoren.

Zum Beispiel kann zwar die anfängliche Reaktion auf ein erstes Zusammentreffen mit dem Tuberkelbakterium in den Geweben eines Kindes oder eines jungen Erwachsenen die Züge einer leichten akuten Entzündung tragen, nachfolgend entwickelt sich jedoch kein klassisches Bild einer akuten Reaktion auf pyogene Erreger. Von Monocyten abstammende Makrophagen umgeben den Infektionsherd. Dieser enthält im Zentrum einen Bereich abgestorbenen (nekrotischen) Gewebes, das sich nicht zu freiem Eiter verflüssigt, sondern eine Verkäsungszone oder einen Bereich käsigen Materials bildet. Die Makrophagen nehmen zweierlei Form an: Es gibt abgeflachte Epitheloidzellen (sie haben nichts mit Epithelzellen zu tun), und große, vielkernige „Riesenzellen". Zu diesen gesellen sich am Rande der Läsion im Laufe der darauffolgenden Wochen Fibroblasten und Lymphocyten. Im Laufe der Zeit nimmt der Zellgehalt der Randzone ab, die Zahl lebensfähiger Keime verringert sich fortschreitend, und es kann sein, daß schließlich nur noch eine sterile Verkalkungszone die Stelle des ursprünglichen Herdes markiert. Nicht selten jedoch können lebensfähige Tuberkelbakterien über viele Jahre hinweg erhalten bleiben. Es kann zu einem erneuten Ausbruch der Krankheit kommen, der vom alten Infektionsherd seinen Ausgang nimmt.

5.5. *Abtötung der Keime in den Leukocyten*

Hat ein Leukocyt einen Mikroorganismus aufgenommen, so ist seine Zelle anschließend für dessen Inaktivierung und Verdauung programmiert. Die grundlegenden Schritte sind in Abb. 18 dargestellt. Der Sauerstoffverbrauch nimmt zu, und Milchsäure wird angehäuft; es kommt zu einem verstärkten Umsatz von Hexosemonophosphat, und die Synthese von Wasserstoffperoxid nimmt zu. Im *Degranulationsstadium* findet eine Aktivierung der Lysosomen statt. Die granulären Formen im Cytoplasma des Leukocyten verschwinden, da die Lysosomen mit den Phagosomen fusionieren, so daß ihre Verdauungsenzyme sowie antibakteriell wirksame kationische Proteine auf das eingeschlossene Partikel einwirken können. Leukocyten enthalten sehr viel Myeloperoxidase, die in Anwesenheit lokal entstehenden Peroxids eine bactericide Wirkung entfaltet. Hierzu sind Halogen-Ionen nötig. Eisen-bindende Proteine, die im Serum und in einigen Leukocytenfraktionen vorhanden sind, wirken bakteriostatisch, wenn sie nicht voll mit Eisen abgesättigt sind. Weiter greift das Lysozym, in Zusammenarbeit mit dem durch spezifische Antikörper aktivierten Komplementsystem, Bakterienzellwände an, so daß die Zellmembranen leicht zerstört werden können.

5.6. *Schwächen oder Defekte des Wirtsorganismus*

Die Abwehrkraft eines Patienten gegen Infektionserreger kann quantitativ oder qualitativ ernsthaft beeinträchtigt sein.

Bei Patienten, die bestimmte Medikamente oder Strahlenbehandlungen — u. a. cytotoxische Substanzen gegen eine Krebserkrankung, Chloramphenicol gegen eine schwere Infektion, Phenylbutazon gegen eine rheumatische Erkrankung oder eine Therapie mit Röntgen-

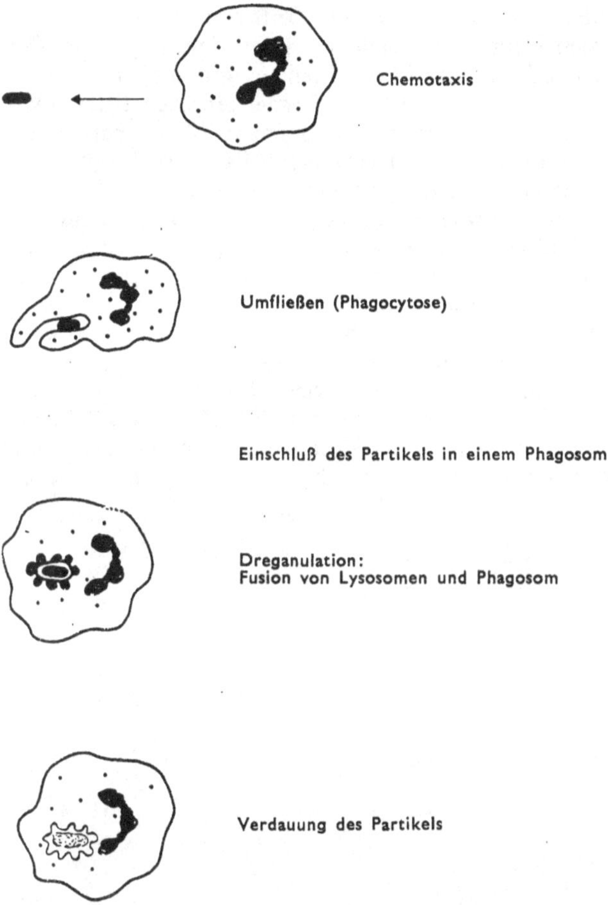

Abb. 18. Chemotaxis, Umfließen, Phagocytose und intraleukocytäre Verdauung:

strahlen — erhalten, kann eine Infektion Komplikationen mit sich bringen, die sich aus einer Hemmung der Neubildung oder Aktivität der Leukocyten ergeben.

Manche Kinder werden mit einer ererbten Unfähigkeit zur Immunglobulinsynthese geboren (Agammaglobulinämie), oder sie weisen eine signifikant erniedrigte Syntheseaktivität auf (Hypogammaglobulinämie). Ihre zelluläre Immunabwehr ist intakt, sie sind jedoch ungewöhnlich anfällig für Infektionen durch pyogene Bakterien, bei denen unser humorales Abwehrsystem eine wichtige Rolle spielt. Andere Kinder mit einer als chronische Kindheitsgranulomatose bezeichneten Erbkrankheit haben einen Defekt in ihrem intraleukocytären Apparat, der die Abtötung der Keime bewirkt. Sie sind außergewöhnlich anfällig für Infektionen durch bestimmte Bakterien, insbesondere Staphylokokken, coliforme Bakterien, und Pilze, wie z. B. *Candida*, und können sie nicht beherrschen.

6. Bakterielle Pathogenität

6.1. Komponenten und Erregerdosis

6.1.1. Komponenten der Pathogenität

Die verschiedenen Faktoren, die bei der Ausprägung bakterieller Pathogenität eine Rolle spielen, können wie folgt zusammengefaßt werden: Die *Quelle* des infektiösen Agens kann ein menschlicher oder tierischer Krankheitsfall oder Keimträger sein. An eine Phase der *Übertragung* der infektiösen Erreger auf einen neuen Wirt schließt sich ein Prozeß an, in dessen Verlauf die *Infektiosität* des Agens zum Tragen kommt. Danach erfährt der Wirt eine Schädigung durch den Erreger, der seine Virulenz durch im wesentlichen invasives oder toxisches Verhalten oder eine Kombination von beidem offenbart (Abb. 19). Der Erfolg eines solchen Angriffs auf einen Wirt hängt von vielen Faktoren ab, die die Wirt-Parasit-Beziehung beeinflussen können.

6.1.2. Bestimmung der Erregerdosis

Bei experimentellen Untersuchungen betrachten wir Infektionsrisiken sowohl unter qualitativen Aspekten als auch hinsichtlich der Größe der Erregerdosis.

Eine einfache Annahme, zumindest in der Theorie, ist die minimale letale Dosis (MLD) für ein bestimmtes Versuchstier. Da in der Praxis jedoch die Reaktionen von Mensch und Tier auf infektiöse oder toxische Gaben individuell stark variieren, stellt die MLD keine zuverlässige Größe dar. Man arbeitet besser mit dem Begriff der LD 50, das ist die für 50% einer Testgruppe ähnlicher Versuchstiere letal wirkende Dosis. Wenn es sich bei der als Meßgröße dienenden Indikationswirkung nicht um den Tod der Versuchstiere, sondern um irgendeine andere

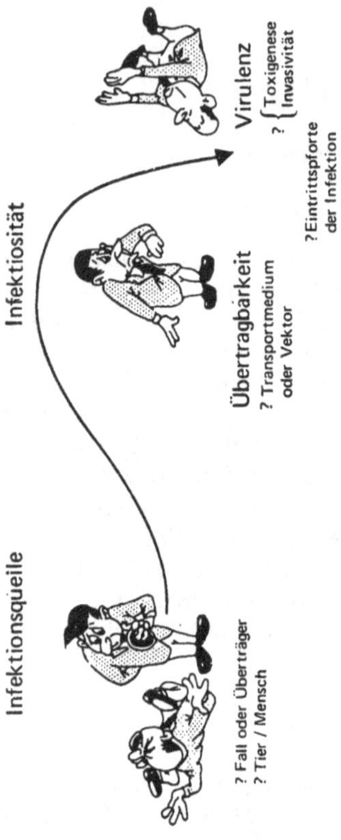

Abb. 19. Pathogenitätsfaktoren.

Folgeerscheinung handelt, arbeiten wir mit den Begriffen der effektiven Dosis (ED) und der ED 50. In ähnlicher Weise dient die ID 50 einer Bestimmung der Infektiosität. Man muß sich bei diesen Messungen jedoch nicht auf den 50%-Wert beschränken; die ED 75 oder die ED 35 können ebenfalls Aussagewert besitzen. Es ist allerdings erwiesen, daß die Dosis-Effekt-Kurven im mittleren Bereich annähernd linear verlaufen, während sie an den

Extrempunkten, wo sich die individuelle Streuung stark bemerkbar macht, weit vom linearen Verlauf entfernt sind.

In der Praxis beschäftigen wir uns selten mit der ED 1, der für 1% der Testgruppe wirksamen Dosis; noch weniger interessiert die Dosis, die 0,01% der Testgruppe schädigen könnte. Auf der anderen Seite vergegenwärtigen sich aber diejenigen, die für die Fertigung und den Vertrieb unserer in Fabriken hergestellten Lebensmittel verantwortlich sind, daß sie oftmals eine potentielle Testgruppe von Millionen Menschen versorgen. Eine ED 1 in einem weitverbreiteten Nahrungsmittel würde unter diesen Umständen eine Katastrophe bedeuten. Weiter ist klar, daß eine menschliche Population keineswegs aus ähnlichen Individuen zusammengesetzt ist. Die Empfindlichkeit gegenüber verschiedenen bakteriellen Kontaminationen variiert in einer solchen Gruppe sehr starke, und es gibt unzählige Begleitumstände, die auf diese Kontaminationen einwirken können. Wir müssen verschiedene Faktoren in Rechnung stellen, die die Erregerdosis beeinflussen. Hierher gehören die Eintrittspforte und die Infektkette, über die sie an ihren Bestimmungsort gelangt, sowie die Empfindlichkeit oder Widerstandskraft des Empfängers, der möglicherweise dem Erreger als neuer Wirt dienen wird.

6.2. *Infektionsquellen, Krankheitsfälle und Überträgerzustände, Ausbreitung der Infektionen*

6.2.1. *Die Infektionsquelle*

Die ursprüngliche Quelle einer Infektion ist die Stelle in Mensch, Tier, Pflanze oder im Erdboden, an der der Erreger natürlicherweise gedeiht.

6.2.2. *Der Krankheitsfall*

Die normale Quelle vieler menschlicher Infektionen ist häufig ein anderer Mensch. Es kann sich um einen klinisch erkennbaren Krankheitsfall handeln, der die Erreger mit seinen Ausscheidungen oder seinem Atem an die Umgebung abgibt oder sie durch engen Kontakt überträgt.

Unmittelbar nach der frühen Inkubationsphase vieler Krankheiten kann die infizierte Person selbst hochinfektiös sein. Häufig handelt es sich hierbei um ein Stadium, in dem das Opfer der Infektion noch nicht „unterworfen" ist, weder einen Arzt konsultiert noch Freunden geraten hat, sich fernzuhalten.

6.2.3. *Der rekonvaleszente Dauerausscheider*

Erholt sich ein Patient von einer Infektion, so kann er oftmals weiterhin infektiöse Erreger an seine Umgebung abgeben. Speziell Typhuspatienten können nach ihrer Genesung zu *Dauerausscheidern* für unbegrenzte Zeit werden.

6.2.4. *Der gesunde Keimträger*

Wir alle sind gesunde Überträger potentiell gefährlicher kommensaler Organismen, was unten im Zusammenhang mit der endogenen Infektion diskutiert wird. Zum Beispiel können die *Escherichia-coli*-Keime unserer Darmflora Fälle von Diarrhoe hervorrufen, wenn sie unter geeigneten Bedingungen in einen empfindlichen Wirt gelangen. Die Staphylokokken, die viele von uns in der Nase tragen, sind ebenso anpassungsfähig und für unsere Kollegen und Kontaktpersonen potentiell gefährlich.

6.2.5. *Tierische Infektionsquellen*

Krankheiten, die von Tieren auf den Menschen übertragen werden, nennt man Zoonosen. Sie werden in Kap. 11 behandelt.

6.2.6. *Infektionsquellen im Erdboden*

Einige für den Menschen pathogene Pilze wachsen im Erdboden. Außerdem können in menschlichen und tierischen Ausscheidungen vorhandene pathogene Bakterien wie z. B. die anaeroben, sporenbildenden Clostridien der Gasgangrän und des Tetanus in warmer, gedüngter Erde unter bestimmten Bedingungen überleben und sich vermehren.

6.3. *Terminologie*

Unbelebte Gegenstände, die an der Übertragung einer Infektion beteiligt sind, bezeichnet man zuweilen als *Kontaminationsträger*, und die indirekte Übertragung einer Infektion kann über einen sog. mittelbaren Kontakt verlaufen. Die *Epidemiologie* ist die Forschungsrichtung, die sich mit den zeitlichen und räumlichen Aspekten des Auftretens und der Verbreitung von Infektionen sowie mit der hiervon betroffenen Personengruppe befaßt. Eine Infektion ist *endemisch*, wenn sie relativ konstant in einem Gebiet auftritt. Sie wird als *Epidemie* bezeichnet, wenn eine Häufung von Infektionen eintritt und in einem bestimmten Gebiet eine große Anzahl von Personen befallen werden. Von einer *Pandemie* spricht man, wenn sich eine Epidemie weltweit ausbreitet.

Beispiele für endemische Erkrankungen sind die Bakterienruhr und die durch Streptokokken verursachte Halsentzündung. Gelegentlich kommt es zu Grippeepidemien, die manchmal alarmierenden pandemischen Charakter annehmen.

6.3.1. *Endogene und exogene Infektionen*

Greift ein Mikroorganismus der Kommensalenflora seinen Wirt an, so spricht man von einer *endogenen* Infektion. Diese kann z. B. eintreten, wenn eine Unterleibswunde mit einem besiedelten Darmbereich in Berührung kommt, oder wenn ein potentiell pathogener Staphylokokkenstamm aus der Nase in eine an der Hand befindliche Wunde gelangt. Es gibt eine Vielzahl weiterer Situationen, in denen es zu einer endogenen Infektion kommen kann.

Von einer *exogenen* Infektion spricht man, wenn die Ansteckung mit dem Krankheitserreger direkt durch eine andere Person oder indirekt über irgendein Objekt oder einen Gebrauchsgegenstand erfolgt.

6.4. *Übertragung — Eintrittspforten der Infektionen und Infektketten*

Die Übertragung eines spezifischen Erregers auf einen empfindlichen Wirt muß über einen Weg erfolgen, der dem Erreger den Zutritt in ein für ihn anfälliges System ermöglicht. Andernfalls wird sich die typische Infektion nicht ausprägen und vielfach überhaupt nicht stattfinden (Abb. 20). Zum Beispiel sind mit der Nahrung aufgenommene Tetanusbakterien nicht infektiös, und eine Cholerainfektion findet gewöhnlich nicht statt, wenn die Erreger durch die Haut oder über die Atmungswege eindringen.

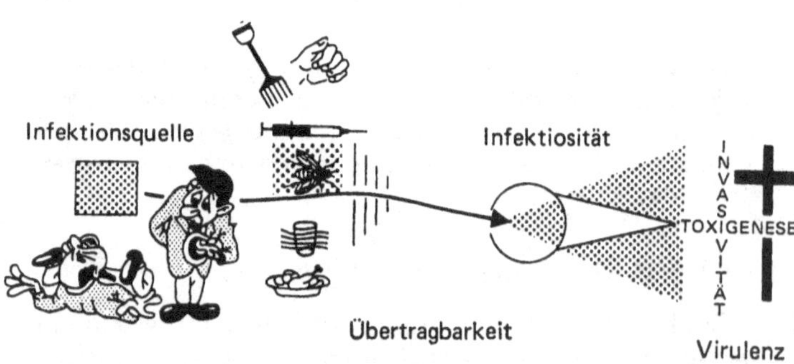

Abb. 20. Die Komponenten der Pathogenität.

6.4.1. *Kontaktinfektionen*

Bestimmte Krankheitserreger können eine Infektion hervorrufen, wenn sie durch *direkten Kontakt* oder Implantation in intakte oder geschädigte Haut oder Schleimhaut gelangen. Dies kann bei Berührung einer infizierten Wunde eintreten oder durch direkte Verunreinigung einer offenen Wunde mit Schmutz oder Staub. Manchmal scheinen im Wasser lebende Leptospiren in der Lage zu sein, durch die nasse Haut einzudringen. Intimer Kontakt, wie er beim Küssen stattfindet, ermöglicht die Übertragung von Infektionen wie Herpes simplex, Pfeiffersches Drüsenfieber, Streptokokkeninfektion und Diphtherie. Die Geschlechtskrankheiten werden durch sexuellen Kontakt übertragen (S. 102).

6.4.2. *Peroral übertragene Infektionen*

Einige pathogene Keime führen nach oraler Aufnahme einer effektiven Erregerdosis zur Erkrankung. Für Bakterienruhr oder Typhus sind nur relativ geringe Erregerdosen erforderlich, während eine Lebensmittelvergiftung durch Salmonellen mit einer hohen Erregerdosis verbunden ist (s. S. 143). Die Art der Nahrungsmittel oder Getränke kann das Ergebnis der Erregerzufuhr maßgeblich beeinflussen; z. B. kann ein alkalisches Getränk die schützende antibakterielle Wirkung der Magensäure beeinträchtigen. Aus dem Wasser herrührende Krankheiten werden in Kap. 9, aus der Nahrung herrührende Krankheiten werden in Kap. 10 behandelt.

6.4.3. *Aerogene Infektionen*

Das Atmungssystem spielt als Eintrittspforte für ein breites Spektrum von Krankheiten eine wichtige Rolle, u. a. für Virus-, Pilz- und bakterielle Infektionen — von der einfachen Erkältung bis zur Tuberkulose. Von der aerogenen Verbreitung der Krankheiten wird in Kap. 8 die Rede sein. Man beachte, daß z. B. auch eine Wunde durch aerogene Keime infiziert werden kann, und daß eine aerogene Verbreitung nicht auf Infektionen des Respirationstrakts beschränkt ist.

6.4.4. *Inokulationsinfektionen*

Ursprünglich wurde der Begriff Inokulation im botanischen Sinn für das Einsetzen eines Auges oder einer Knospe in einer neuen Pflanze gebraucht. Infektionen, die durch Inokulation in das menschliche Auge oder durch Implantation in die menschliche Augenbindehaut entstehen, sind im Hinblick auf viele lokale und allgemeine Erkrankungen eine Betrachtung wert, sollen jedoch hier nicht weiter erörtert werden. Der Begriff Inokulation bezeichnet jetzt allgemein das Einimpfen von Erregern in tierisches Gewebe (siehe untenstehende Bemerkung).

Es gibt mehrere Möglichkeiten für die Entstehung von Inokulationsinfektionen:

1. Zufällige Implantation eines infektiösen Agens in oder unter die Haut durch einen Nadel- oder Dornenstich, einen Glassplitter, eine Messerstichwunde, eine Verletzung beim Sport, einen Verkehrsunfall oder eine Schußwunde.

2. Die Verwendung einer kontaminierten chirurgischen Nadel oder eines Instruments bei Eingriffen, die vom Nadeleinstich für die Gewinnung eines Blutausstrichs bis zu einer größeren Operation unter Narkose reichen können.

3. Ein Biß durch ein Tier.

4. Ein Insektenstich, wie es für die durch Arthropoden übertragenen Rickettsiosen (S. 157), für die Pest (S. 155), das Gelbfieber (S. 160) und die Malaria der Fall ist.

Eine Bemerkung über die klinische Inokulations- oder Injektionspraxis

Spritze und Nadel werden häufig für die *parenterale Applikation* verschiedener steriler Präparate verwendet, d. h. eine Applikation, die nicht über den Verdauungskanal verläuft; dieser Begriff bezeichnet eine Injektion im üblichen Sinn. Unterschiedliche Injektionsformen benennt man entsprechend dem Einstichniveau oder dem betroffenen Gewebe (Abb. 21).

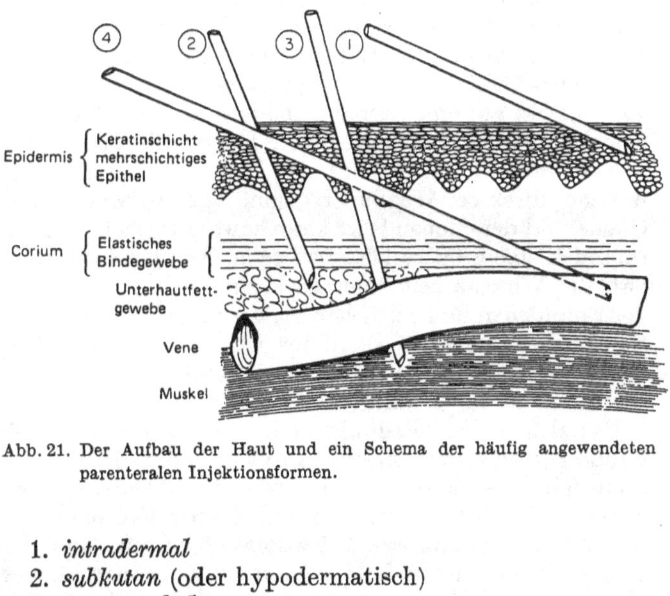

Abb. 21. Der Aufbau der Haut und ein Schema der häufig angewendeten parenteralen Injektionsformen.

1. *intradermal*
2. *subkutan* (oder hypodermatisch)
3. *intramuskulär*
4. *intravenös*
5. *intra-artiell* (nicht abgebildet)

Zusätzlich können einige Spezialverfahren die folgenden Injektionsformen erfordern:

intraperitoneal: in die Bauchhöhle

intrathekal: in den das Rückenmark umgebenden Raum, der die Rückenmarksflüssigkeit enthält
intrazerebral: in das Gehirn
intraartikulär: in eine Gelenkkapsel

6.5. Größe der übertragenen Erregerdosis

Die Übertragung einer Erregerdosis kann auf relativ direktem Weg von der Infektionsquelle zum neuen Wirt hin verlaufen, wie es z. B. für die Geschlechtskrankheiten der Fall ist. Hierbei ist ein empfindlicher Erreger normalerweise nicht der Gefahr der Austrocknung oder anderen schädlichen Einflüssen ausgesetzt, sondern gelangt direkt auf eine aufnahmebereite feuchte epitheliale Oberfläche innerhalb des neuen Wirtsorganismus.

Eine Reihe von Infektionen wird auf einem viel weniger direkten Weg übertragen, und zwischen ihrer Quelle und dem neuen Wirt kann sowohl zeitlich als auch räumlich eine größere Distanz liegen. Es ist zu erwarten, daß die Wirksamkeit einer gegebenen Erregerdosis mit der räumlichen und zeitlichen Entfernung von der Infektionsquelle abnimmt. Allerdings ist die Lebensfähigkeit der jeweiligen Erreger verschieden, und unzählige Faktoren können sie beeinflussen.

Unter manchen Bedingungen, z. B. wenn in einem Kindergarten Gastroenteritis auftritt, bildet ein Erkrankungsfall die Erregerquelle wie im obenstehenden Schema; durch einen zweiten und dritten Fall baut sich jedoch eine kumulative Infektionsgefahr auf, und der Ausbruch der Krankheit schreitet in beängstigender Form voran. Es ließe sich einwenden, daß in diesem Fall eher die Wahrscheinlichkeit für eine Weitergabe der Erreger als die Größe der Erregerdosis wächst. In ähnlicher Weise kann eine Kumulation der Umweltkontamination eintreten, wenn sorgfältige hygienische Kontrollmaßnahmen in Lebensmittelgeschäften, an Schweinefutterplätzen in der Nähe von Küchen oder in feuchten

Bereichen von Stationsräumen unterlassen werden. Der sehr gefährliche Kumulationseffekt, der bei falscher Behandlung kontaminierter Lebensmittel eintritt, wird später diskutiert (S. 136).

6.6. *Infektiosität und Virulenz*

Aus dem Voranstehenden mag nun klar sein, daß es neben den Variationen in den Eigenschaften der Erreger noch weitere Faktoren sind, welche die Anzahl der Keime beeinflussen, die an einer empfänglichen Stelle am oder im Gewebe eines Wirts spezielle Veränderungen hervorrufen. In diesem kritischen Stadium zeigt sich die *Infektiosität* des Erregers. Man kann diesen Vorgang mit der Besetzung eines Brückenkopfes vergleichen, der Ausgangspunkt eines Angriffs werden soll, sie erfordert die Durchbrechung der Verteidigungslinie des Wirts an irgendeiner Stelle.

Anschließend kommt die *Virulenz* des Erregers zur Wirkung, d. h. seine Fähigkeit, den Wirt zu schädigen oder zu töten. Dies kann durch eine allgemeine Ausbreitung innerhalb des Wirtsorganismus (*Invasivität*), durch die Produktion und Freisetzung hochwirksamer diffusibler Toxine (*Toxigenese*) oder durch eine Kombination dieser Angriffsformen geschehen. In den meisten Fällen mikrobiell bedingter Krankheiten des Menschen sind diese Pathogenitätserscheinungen mit einer erfolgreichen Vermehrung des angreifenden Erregers in oder auf dem Wirt verbunden (s. Abb. 20).

6.7. *Formen des bakteriellen Angriffs*

Anscheinend gibt es keine geeignete einheitliche Hypothese über die mikrobielle Pathogenität, die sich durchsetzen kann. Vielmehr ist wohl jedes Infektionssyndrom mit einer ihm eigenen Kombination von mikrobiellen

Faktoren und Wirtsreaktionen verknüpft, die die jeweils besondere Wirt-Parasit-Beziehung kennzeichnen. Abgesehen von dieser wichtigen Einschränkung ist es sinnvoll, die bakteriellen Infektionskrankheiten versuchsweise wie folgt zu gruppieren:

1. *Lokalisierte Infektionen:* Manche Infektionen zeigen im „normalen" Wirt eine typische Lokalisierung; nur gelegentlich entfalten sie weitreichende Wirkungen, obwohl verschiedene Exotoxine und Aggressine produziert werden können. Das klassische Beispiel ist *Staphylococcus aureus*, der im allgemeinen Infektionen dieser Form hervorruft (S. 87). Auch durch Gonokokken kommt es zu anfänglich lokalen Infektionen.

2. *Lokalisierte Infektionen mit Diffusion eines wirksamen Toxins, das eine spezifische „toxische Erkrankung" herbeiführt:* Anschauliche Beispiele sind die akuten toxischen Syndrome der Diphtherie und des Tetanus (S. 90).

3. *Lokale Infektionen mit generalisierter Toxinwirkung („Toxämie") und bakterieller Ausbreitung:* Wundinfektionen durch Streptokokken können sich nach anfänglicher Entstehung eines Infektionsherdes ausbreiten. Infolge einer unspezifischen Toxämie bekommt der Patient Fieber und fühlt sich unwohl (Unpäßlichkeit).

4. *Generalisierte (invasive) Infektion:* Für einige Bakterien ist bereits zu Beginn der Infektion ein hochinvasives Verhalten typisch. Sie überschwemmen den ganzen Körper, meistens durch Ausbreitung auf dem Blutweg (hämatogene Ausbreitung). Häufig zeigen sie eine Vorliebe für ein besonderes Gewebe oder Organ (Organotropismus), und die Eintrittspforten, über die den Erregern die anfängliche Einnahme des „Brückenkopfs der Infektion" gelungen ist, sind oft sehr genau bekannt. Den beschriebenen Ablauf findet man bei einigen akuten bakteriellen Erkrankungen wie Pest und Typhus, und er

ist auch für viele Virusinfektionen (Poliomyelitis, Pocken, Grippe) typisch. Manche bakteriellen Allgemeininfektionen zeigen einen periodischen Verlauf, wie die Bruzellose, oder sie können, wie einige Formen der Tuberkulose, in einer subakut fortschreitenden Erkrankung bestehen.

6.8. Bakterielles Adhäsionsvermögen

Es hat sich herausgestellt, daß viele Bakterien eine Affinität oder ein spezifisches Adhäsionsvermögen gegenüber bestimmten Komponenten der Oberflächen muköser Epithelien zeigen. Diphtheriebakterien siedeln sich ebenso wie Streptokokken, die eine akute Rachenraumentzündung hervorrufen, im Rachen an. Bestimmte Streptokokken synthetisieren aus Saccharose dextranartige Substanzen und heften sich hiermit auf Zahnoberflächen fest. Dieser Vorgang ist der erste Schritt der Entwicklung von Zahnkaries. Verwandte Streptokokken können sich an beschädigten Herzklappen anlagern. Keuchhustenbakterien heften sich an das Flimmerepithel des oberen Respirationstrakts. Choleravibrionen (und wahrscheinlich auch *Escherichia-coli*-Stämme, die beim Menschen eine Gastroenteritis hervorrufen) können sich an die Epithelzellen des Dünndarms anlagern.

Wenn Krankheitserreger eine epitheliale Oberfläche besiedeln oder infizieren, können sie diese anschließend durch die Produktion eines Exotoxins zerstören. Das ist z. B. bei Diphtherie (S. 90) der Fall. Einige der pathogenen Keime gelangen in die Epithelzellen, an deren Oberfläche sie sich ursprünglich angelagert hatten. Danach kann es zu einer Abtötung der Zellen kommen, was zu einer oberflächlichen Ulzeration des Epithels führt. Dieser Pathogenitätsmechanismus wird möglicherweise im Falle der Bakterienruhr (S. 125) wirksam. Andere Bakterien dringen anscheinend tiefer ein und vermehren sich in subepithelialen Geweben. Dort können sie von Makrophagen aufgenommen werden und sich in diesen intrazellulär vermehren, wenn sie gegen die Verdauungsenzyme der Makrophagen resistent sind. Dies scheint im Anfangsstadium einer Typhuserkrankung (S. 127) der Fall zu sein.

6.9. *Toxigenese*

Bakterielle Produkte, die den Wirtsorganismus schädigen, unterteilt man grob in *Exotoxine*, die während der aktiven Wachstumsphase von den Bakterien ausgeschieden werden, und in toxische Substanzen, die einen integralen Bestandteil der charakteristischen Zellstrukturen gramnegativer Bakterien bilden und als *Endotoxine* bezeichnet werden. Die klassischen Unterscheidungsmerkmale werden in Tab. 5 aufgeführt.

Bei den klassischen Exotoxinen handelt es sich um stark toxische, thermolabile Proteine. Jedes von ihnen ist für eine besondere Species charakteristisch; z. B. wird das Tetanustoxin nur von *Clostridium tetani* synthetisiert. Weiter ist ihre toxische Wirkung gegen spezifische Rezeptoren oder Systeme des Wirtsorganismus gerichtet.

Tabelle 5.

Bakterielle Toxine: Die klassische Einteilung (heute umstritten).

Exotoxine	Endotoxine
von grampositiven Bakterien gebildet	von gramnegativen Bakterien gebildet
extrazellulär	zellgebunden
einfaches Protein, thermolabil	komplexes Lipopolysaccharid, thermostabil
sehr giftig und hochspezifisch	mäßig giftig und unspezifisch[1])
Toxoid regt die Bildung neutralisierenden Antitoxins an	nicht zum Toxoid umzuwandeln, keine effektive Neutralisierung

[1]) Unterschiedliche bakterielle Endotoxine zeigen individuelle serologische Spezifität. Ihre biologischen, pharmakologisch definierten Toxinwirkungen sind jedoch gleich.

Für einige ist bekannt, daß sie bereits in sehr geringen Mengen letal wirken. Bakterielle Toxine benennt man mitunter nach dem typischen klinischen Syndrom, das sie hervorrufen (Diphtherietoxin, Tetanustoxin). Im allgemeinen werden jedoch Bezeichnungen verwendet, die sich von ihrer in Labortests nachweisbaren Aktivität herleiten. So wirken viele bakterielle Toxine hämolytisch, leukozid oder cytolytisch. Bei einigen handelt es sich um Neurotoxine, die das Nervensystem schädigen, und bei anderen um Enterotoxine, die den Darm angreifen.

Weitere Arbeiten über bakterielle Toxine zeigten, daß die Einteilung in Exotoxine und Endotoxine eine zu starke Vereinfachung bedeutete. Man weiß jetzt, daß manche Proteintoxine gramnegativer Bakterien zellgebunden oder intracytoplasmatisch vorliegen. Diese kann man nicht als Exotoxine bezeichnen, sie sind vom klassischen Zellwand-Endotoxin klar zu unterscheiden. Außerdem kennt man jetzt einige Proteintoxine, die während der aktiven Wachstumsphase bestimmter Bakterien sowohl intrazellulär als auch extrazellulär auftreten. In Übereinstimmung mit diesen Befunden wurde eine neue Klassifizierung vorgeschlagen (Tab. 6). Echte Protein-Exotoxine bezeichnet man manchmal als lösliche

Tabelle 6.

Klassifizierung der bakteriellen Toxine (nach RAYNAUD & ALOUF)[1]).

Gruppe I:	intracytoplasmatische Proteintoxine gramnegativer Bakterien
Gruppe II:	„Endotoxine“ der Zellwände gramnegativer Bakterien
Gruppe III:	echte Protein-Exotoxine
Gruppe IV:	Proteintoxine, die während der log-Phase sowohl intra- als auch extracellulär nachweisbar sind

[1]) M. RAYNAUD und J. E. ALOUF: *Intracellular versus Extracellular Toxins; Microbial Toxins*, Vol. 1, Kap. 3, S. 67, 1970 – siehe weiterführende Literatur.

Antigene. Sie lassen sich durch Formalinbehandlung entgiften und werden dann als *Toxoide* bezeichnet. Ein Toxoid ist normalerweise ein gutes Antigen. Injiziert man es unter geeigneten Bedingungen einem Tier oder einem Menschen, so regt es die Bildung antitoxisch wirkender Antikörper an.

6.10. Aggressine

Viele bakterielle Produkte, die an sich atoxisch sind, können die Aggressivität eines Erregers *in vivo* steigern. Eine solche Substanz ist z. B. die Hyaluronidase; sie baut die interzelluläre Kittsubstanz ab und fördert die Ausbreitung des infizierenden Mikroorganismus und seiner Produkte. Weitere sog. Aggressine sind die Proteinase, Kollagenase, Lecithinase (Phospholipase), Lipase und Desoxyribonuclease.

Momentan wissen wir noch nichts Genaues über die Rolle, die diese Substanzen bei der Infektion spielen. In manchen Fällen steht nicht einmal fest, ob sie gleichbleibend *in vivo* synthetisiert werden. Demgemäß hat SMITH vor kurzem darauf hingewiesen, daß sich ein toxisches oder aggressives mikrobielles Produkt ent-

Tabelle 7.

Klassifizierung bakterieller Toxine gemäß ihrer bekannten Funktion im Verlauf einer Erkrankung (nach H. SMITH[1])).

1. von ausschlaggebender Bedeutung (z. B. Tetanustoxin)
2. wichtig, jedoch nicht der einzige Faktor (z. B. „Endotoxin“)
3. Synthese erfolgt *in vitro*, Funktion jedoch unbekannt (z. B. *Sh.-shigae*-Neurotoxin)
4. toxische Effekte *in vivo*, die *in vitro* nicht aufgeklärt sind (z. B. *Strept. pneumoniae*)

[1]) H. SMITH: Biochemical Challenge of Microbial Pathogenicity, *Bacteriological Reviews 32*, 164 (1968).

sprechend seiner bekannten Funktion bei der Pathogenese einer Erkrankung einer von vier Klassen zuordnen läßt (Tab. 7).

Hier kommt zum Ausdruck, daß wir momentan noch nicht dazu in der Lage sind, die Bedeutung bakterieller Toxine bei Krankheiten abzuschätzen. Außerdem zeigt sich unsere wachsende Neigung, vielseitig wirksame Komponenten der Krankheiten in Erwägung zu ziehen. Zu diesen Komponenten gehören mikrobielle Faktoren und Wirtsfaktoren. Die gegenwärtige Vorstellung über den bakteriellen Schock bietet ein gutes Beispiel.

6.11. Der bakterielle Schock

Seit geraumer Zeit ist bekannt, daß es bei Patienten gelegentlich zu einer akuten Erkrankung mit Symptomen und Anzeichen eines Schocks kommen kann, wenn Bakterien oder bakterielle Produkte in ihren Blutkreislauf gelangen. Diese Reaktion tritt normalerweise ganz plötzlich ein; sie kann infolge einer Operation oder infolge einer Manipulation an einem Infektionsherd (z. B. Katheterisieren) stattfinden.

Der Patient kann Schüttelfrost mit Fieber haben. Seine Haut kann bleich und bläulich sein und den für einen Schock charakteristischen „kalten Schweiß" bilden. Weitere Kennzeichen sind ein schwacher Pulsschlag, abfallender Blutdruck und oberflächliche, rasche Atmung. Eine andere, seltenere Erscheinungsform liegt vor, wenn die Haut sich infolge einer Freisetzung vasodilatatorischer Substanzen rötet. Auch in diesem Fall ist der Blutdruck erniedrigt; oft sieht der betroffene Patient paradoxerweise blendend aus. So kann das Leben eines scheinbar komplikationslos genesenden Patienten unvermutet durch einen bakteriellen Schock in Gefahr geraten.

Ein typisches, nicht konstantes Merkmal des bakteriellen Schocks ist die Bakteriämie, weshalb man ihn auch mitunter als Bakteriämie-Schock oder septischen Schock bezeichnet. Häufig tritt er im Zusammenhang mit Infektionen durch gramnegative Bakterien auf, und das Synonym „Endotoxinschock“ weist auf einen vermutlich beteiligten Mechanismus hin. Aber auch grampositive Bakterien und Erreger, die strenggenommen keine Bakterien sind, können Schocksyndrome verursachen. Es ist anzunehmen, daß bei verschiedenen Infektionen unterschiedliche Auslösemechanismen in Kraft treten, und daß für den resultierenden hämodynamischen Kollaps eine in wesentlichen Zügen gemeinsame Ursache vorliegt. Eine der möglichen Katastrophen ist ein unter der Bezeichnung *disseminierte intravasale Koagulation* (Verbrauchskoagulopathie) bekannter Zustand. Hierbei tritt infolge einer erhöhten Permeabilität der Kapillaren Flüssigkeit aus dem Gefäßsystem aus, so daß die Blutzellen sich als „Schlamm“ (bloodsludge) in kleinen Gefäßen absetzen und der Gerinnungsprozeß in Gang kommt. Organe wie Darm, Niere, Lunge und Leber können dadurch von der Blutzufuhr abgeschnitten werden, und es entstehen verstreute Bereiche abgestorbener Zellen (Nekrosen). Die unkontrollierte und allgemeine Gerinnung verbraucht die gesamten hämostatischen (Blutgerinnungs-) Reserven des Patienten. Es können deshalb leicht Blutungen eintreten, wenn diese nekrotischen Herde zerfallen. Eine sofortige und wirksame Behandlung ist notwendig, um den Patienten vor gefährlichen Blutverlusten zu bewahren und gleichzeitig das fehlende Blutvolumen zu ersetzen.

6.12. Veränderungen der Pathogenität

6.12.1 Verstärkung und Abschwächung der Virulenz

Ein Erreger, dessen Virulenz auf der Bildung eines einzigen Toxins beruht, wird avirulent, wenn er zu einer nicht-toxinbildenden Variante mutiert. Ähnlich verhält es sich bei Mikroorganismen, deren Virulenz vom Vorhandensein einer Kapsel abhängt, wie es für die Pneumokokken der Fall ist: Unbekapselte Varianten haben ihre Pathogenität verloren. Dies trifft jedoch nur zu, wenn die Kapsel von vorrangiger Bedeutung für die Virulenz ist. Es gibt viele kapselbildende Mikroorganismen, die für den Menschen nicht virulent sind. Häufig spielen bestimmte, auf der Zelloberfläche befindliche Gruppen oder antigene Determinanten eine wichtige Rolle für die Pathogenität, weil sie die Reaktionen des Erregers mit den Wirtszellen und den Abwehrsystemen des Wirts bestimmen. Verliert ein Erreger seine antigenen Eigenschaften, so kann er hierdurch bedeutend an Virulenz einbüßen.

Ein Krankheitserreger, der sich erfolgreich in einem empfindlichen Wirt vermehrt, durchläuft eine biologische Anpassung und kann durchaus für einen späteren Wirt derselben Art eine erhöhte Virulenz besitzen. Auf diese Weise läßt sich die Virulenz eines Erregers durch fortlaufende Übertragung („Passage“) nach und nach anheben oder *verstärken*. Andererseits vermindert sich die Virulenz eines Erregers durch sukzessive Fortzüchtung im Laboratorium, weil er infolge seiner Anpassung an die künstliche Umgebung der Kulturmedien die speziellen Eigenschaften verliert, die *in vivo* für ihn einen Selektionsvorteil bedeuten. Man bezeichnet diesen Vorgang als kulturbedingte *Abschwächung* der Virulenz. Sie spielt bei der Impfstoffherstellung eine wichtige Rolle, da einem avirulenten Erreger wahrscheinlich antigene Determinanten fehlen, die seine Pathogenität maßgeblich mitbestimmen. In diesem Zusammenhang kommt es vor, daß ein Virulenz-Antigen irreführenderweise als schützendes Antigen bezeichnet wird. Der Grund für diese Bezeichnung liegt in der Bedeutung der betreffenden Komponente für den Impfstoffhersteller: Er muß sicherstellen, daß sein Impfstoff die Komponente enthält, damit bei geimpften Personen die Bildung schützender Antikörper angeregt wird.

6.12.2. *Exotische Infektionen*

Infektionen, die normalerweise in einem Land nicht auftreten, können auf verschiedenen Wegen eingeschleppt werden, speziell als Folge von Flugreisen. Demnach muß der Kliniker damit rechnen, daß er gelegentlich in seiner täglichen Praxis Fälle sog. exotischer oder ungewöhnlicher eingeschleppter Infektionen hat. Als exotische Infektionen können z. B. Malaria, Cholera, Pocken und Fleckfieber in Betracht kommen.

6.13. *Opportunistische Krankheitserreger*

Da die Auslösung einer Erkrankung durch einen Erreger immer von unzähligen Zufallsereignissen abhängt, sind folglich alle Krankheitserreger Opportunisten. Gegenwärtig bezeichnet man jedoch die pathogenen Mikroorganismen als „opportunistisch", die ihren Wirt nur angreifen, wenn ihnen ungewöhnliche Bedingungen zuhilfe kommen. Die pathogene Bedeutung eines opportunistischen Mikroorganismus ist nicht festgelegt, aber bestimmte Opportunisten sind schon dafür bekannt, daß sie ziemlich regelmäßig im Zusammenhang mit bestimmten Situationen auftreten. So ist es möglich, daß sich ein aerober Sporenbildner in einer Transfusionsflüssigkeit vermehrt, die dann bei der Übertragung auf einen Patienten zu schweren klinischen Schäden führt. Weiter kann ein relativ gutartiger Stamm von *Staphylococcus albus* eine künstliche Herzklappe besiedeln oder ein Pseudomonas-Stamm als Kontamination auf einen metallenen Luftröhrentubulus gelangen und bei einem geschwächten Patienten eine Lungeninfektion hervorrufen. Solche Vorkommnisse sollten eigentlich selten sein. Sie erfordern aber die kritische Aufmerksamkeit des klinischen Mikrobiologen, der dazu neigen könnte, diese ungewöhnlichen Befunde auf eine Laboratoriumskontamination seiner Medien zurückzuführen.

6.14. *Infektionsgefährdete Personengruppen*

Im allgemeinen treten Infektionen besonders leicht bei Personen auf, deren normale Abwehrmechanismen weniger funktionsfähig sind. Zum Beispiel ist bekannt, daß Diabetiker für bestimmte Infektionen anfälliger als gesunde Menschen sind, und daß Kinder mit defektem Immunsystem von bestimmten Krankheitserregern besonders leicht angegriffen werden (S. 64). Eine ähnliche Gefährdung in Form einer Störung der normalen antimikrobiell wirksamen Mechanismen liegt bei Patienten vor, die mit Corticosteroiden, cytotoxischen Substanzen oder Immunsuppressiva behandelt werden. Folglich befinden sich unter den Insassen eines Krankenhauses einerseits viele Personen, für die ein besonders hohes Risiko besteht, andererseits viele infizierte Patienten, die die Quelle gefährlicher Erreger sein können. Diese beiden Gruppen stehen mitunter über das Krankenhauspersonal oder die mobile Krankenhausausrüstung in Verbindung. Aseptische Verfahren und die Abschirmung einzelner Pflegefälle sorgen dafür, daß Erreger nicht verschleppt werden.

6.15. *Beispiele bakterieller Infektionen*

Pathogene *Staphylokokken* produzieren verschiedene Toxine und Aggressine und sind für eine große Vielzahl klinischer Erscheinungen verantwortlich. Am häufigsten handelt es sich um oberflächliche und typisch lokalisierte Furunkel, Gerstenkörner, Karbunkel und Abszesse (vgl. S. 96). Auch Allgemeininfektionen wie Pyämie (Ausbreitung infizierter Gewebeteilchen über die Blutbahn) und Bronchopneumonie werden durch Staphylokokken verursacht. Der Pathogenitätsmechanismus der Staphylokokken ist nicht genau bekannt. Die potentiell gefährlichen Staphylokokken-Stämme produzieren Koagulase, der man eine mögliche Funktion bei der Abschirmung der Wunde von den Abwehrreaktionen des Wirts zuspricht. Auch gilt es als möglich, daß sie bestimmte Abwehrreaktionen direkt außer Kraft setzen kann. Normalerweise ist für die Auslösung einer Staphylokokkeninfektion in der Haut eines erwachsenen Menschen eine kleinere Wunde nötig, eine Operationswunde — speziell wenn Fettgewebe daran beteiligt ist —, eine Operationsnaht (Nahtabszeß) oder ein bakterieller Vermehrungsherd in einem Haarfollikel.

Die Pathogenität der *Gonokokken* läßt sich schwer erklären. Anscheinend hängt die Aufnahme dieser Erreger in die Epithelschicht des Genitaltrakts teilweise von ihrem Adhäsionsvermögen und teilweise von der Phagocytoseaktivität der Epithelzellen des Wirts ab. Gegenwärtig wissen wir zwar, daß die Gonokokken pyogen sind, über ihre Angriffsmechanismen ist jedoch wenig bekannt.

Eine Infektion, die als Modell einer bakteriellen Invasion dienen kann, ist die durch *Streptococcus pneumoniae* (*Pneumococcus*) (S. 120) verursachte Lobärpneumonie. Sie ist eine ernste, fieberhafte Erkrankung, die plötzlich einsetzt. Die Erreger gelangen mit der Atemluft in die Lunge — möglicherweise mit ein wenig Schleim, der ihre anfängliche Pathogenität zu erhöhen scheint. Anschließend geht von diesem Infektionsherd eine fortschreitende Invasion in das Lungengewebe aus. Die von den Pneumokokken hervorgerufene Wirtsreaktion besteht in einer Exsudation von Flüssigkeit. Die Erreger überschwemmen den befallenen Lungenlappen. Dieser Vorgang wird durch eine Flut von Exsudat wirksam unterstützt, die den betroffenen Lungenlappen konsolidiert (buchstäblich: verfestigt) und ihn außer Funktion setzt. Nur die anatomischen Grenzen des Lungenlappens gebieten der Invasion Einhalt, und häufig kommt es zum „Überlaufen“ der sich vermehrenden Pneumokokken in den Blutkreislauf, so daß eine Bakteriämie eintritt.

Die Virulenz der Pneumokokken hängt vom Besitz

einer Kapsel ab, die die normale Phagocytosereaktion des Wirts hemmt. Für die polymorphen Leukocyten ist es unmöglich, die aus Polysacchariden aufgebaute Kapselsubstanz zu umfließen. Wenn der Patient überlebt, bildet er jedoch nach wenigen Tagen spezifische Antikörper gegen das als Hapten (S. 99) wirkende Polysaccharid. Diese bewirken eine Opsonierung, indem sie die Oberflächenladung der Kapsel verändern. Nun wendet sich die Lage zugunsten des Wirtsorganismus, obgleich zunächst eine große Menge an Antikörpern von der Kapselsubstanz der Pneumokokken abgefangen wird, die in großer Menge im Lungengewebe vorhanden ist. Nach einer angemessenen Zeit lockert sich das konsolidierte Gewebe auf, und der Lungenlappen wird wieder funktionsfähig. Bis dahin können jedoch einige Wochen vergehen, wenn der Fall nicht ärztlich behandelt wird. Als es noch keine wirksamen Antibiotika gab, verlief die Lobärpneumonie oft tödlich.

Die Pneumokokken produzieren ein Hämolysin, einen Ausbreitungsfaktor (Hyaluronidase) und eine Mucinase (Neuraminidase). Es ist nichts über die Bildung eines Toxins bekannt, das für ihre starke Pathogenität verantwortlich sein könnte. Gegenwärtig führt man die Lobärpneumonie auf eine Reihe spezifischer Wirtsreaktionen zurück, die auftreten, wenn dieser Phagocytoseresistente, für den Respirationstrakt pathogene Erreger einen Infektionsherd in der Lunge bildet.

Streptococcus pyogenes, der β-hämolysierende Streptococcus, verursacht Rachenraumentzündung, Kindbettfieber, Wundinfektionen und verschiedene andere Erkrankungen (S. 99). Dieser Mikroorganismus kommt in einer Vielzahl von Typen vor, die sich in ihren antigenen Eigenschaften unterscheiden. Ein medizinisch wichtiges Haupt-Protein-Antigen befindet sich auf der Oberfläche und wird als M-Protein bezeichnet. Es hat eine Bedeutung für die Virulenz der Erreger und schützt die Streptokokken nicht vor Phagocytose, sondern vor der intrazellulären Verdauung nach erfolgter Phagocytose. Deshalb können Streptokokken diesen Schritt der Wirtsabwehr überleben. Sie vermehren sich und produzieren dann eine wahre Batterie von Toxinen und Aggressinen, die den Wirt direkt oder indirekt schädigen können. Wird erythrogenes Toxin gebildet, so kann es zum Scharlach kommen. Es ist möglich, daß ein Patient im Verlauf einer Streptokokkeninfektion sensibilisiert wird. Einige Wochen später können dann rheumatisches Fieber (Gelenk- und Herzbeschwerden) oder akute Nephritis (Nierenbeschwerden) auftreten; diese verzögerten Folgeerscheinungen entstehen als individuelle Reaktionen des Wirts auf die Infektion.

Hier lassen sich entfernte Ähnlichkeiten mit der Pathogenität des Tuberkelbakteriums, *Mycobacterium tuberculosis* (S. 121), erkennen. Dieser Erreger ist aufgrund einer wachsartigen Zellwandkomponente gegen die Verdauung durch Phagocyten resistent. Der spätere Schaden, der z. B. im Lungengewebe eines erwachsenen Menschen bei Lungentuberkulose entsteht, beruht auf einer Gewebsreaktion des Wirts, der gegen den Erreger sensibilisiert wurde.

6.16. *Akute toxische Infektionen*

Im Fall von Diphtherie und Tetanus bestimmt offenbar jeweils ein einziges *Exotoxin* die klinischen Zeichen und Symptome der Erkrankung. Ein oder mehrere Faktoren können hinzukommen, die den Zutritt des Toxins an seinen spezifischen Wirkungsort erleichtern, aber wir werden uns hier nur mit den entscheidenden Tatsachen befassen.

6.16.1. *Diphtherie*

Charakteristisches Merkmal dieser Krankheit ist eine plötzliche Halsentzündung mit Exsudation, Fieber und ausgeprägter Toxämie. Das Exsudat lagert sich als

Pseudomembran auf den Mandeln, manchmal im Nasenrachenraum und manchmal im Kehlkopf ab, wo es zu einer mechanischen Behinderung der Atmung führen kann. Dies ist besonders bei kleinen Kindern oft der Fall.

Die Erreger vermehren sich lokal am Infektionsort und bilden ein starkes Exotoxin, das sich durch Diffusion weit ausbreitet. Es hat eine besondere Affinität für Herzmuskelgewebe — und führt manchmal zu akutem Herzversagen — sowie für bestimmte Nervengewebe.

Inzwischen ist viel über das Diphtherietoxin bekannt. Es hemmt ein Transferase-System in den Wirtszellen und stört die Proteinsynthese. Nur durch einen bestimmten Phagen lysogenisierte (nicht virulent infizierte) Diphtheriebakterien können dieses Toxin synthetisieren. Die Diphtheriebakterien verhalten sich nur sehr schwach invasiv. Sie sind virulent, wenn sie Toxin bilden. Eine allgemeine Ausbreitung der Bakterien vom Bereich der lokalen Infektion ist jedoch nicht typisch. Blutkulturen würden bei Diphtherie in der Regel keinen positiven Befund ergeben, weil er am primären Infektionsort — normalerweise im Rachen — lokalisiert bleibt.

Sieht sich ein praktischer Arzt einem Fall von Halsentzündung gegenüber, bei dem es sich seiner Meinung nach um Diphtherie handeln könnte, muß er zur bakteriologischen Absicherung einen Rachenabstrich anfertigen. Wesentlich ist jedoch, daß der Patient unverzüglich Diphtherie-Antitoxin erhält, damit das entstehende Toxin neutralisiert wird. Auch die Gabe von Antibiotika ist sinnvoll. Eine Vorbeugung durch aktive Schutzimpfung stellt natürlich die ideale Form der Diphtheriebekämpfung dar (S. 199).

6.16.2. Tetanus

Einem ähnlichen Sachverhalt begegnet man beim Tetanus. Diese gefürchtete Erkrankung wird durch den anaeroben Sporenbildner *Clostridium tetani* (Abb. 22) hervorgerufen, den man in der Erde, besonders im gedüngten

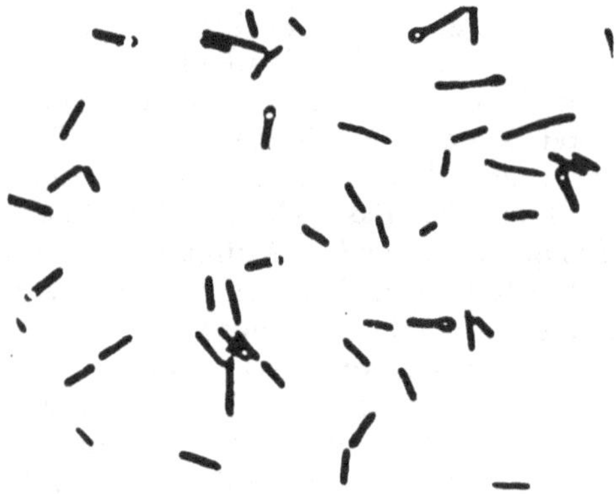

Abb. 22. *Clostridium tetani.*
Ausstrich einer sporulierenden Kultur. Einige der stäbchenförmigen Mikroorganismen zeigen Stadien der Sporenbildung, die von stark färbbaren, oval verdickten Strukturen (Vorsporen) bis zu terminalen, runden oder ovalen reifen Sporen reichen, die den Farbstoff nicht annehmen – Methylenblau (1 :1080).

Boden, findet. Dieser Erreger bildet eines der wirksamsten bakteriellen Toxine, die man kennt — Tetanospasmin.

Cl. tetani verhält sich in keiner Weise invasiv und wird nur durch Zufall pathogen. Der Organismus kann im Darm von Mensch und Tier existieren, ohne Schaden zu verursachen. Er wird erst zu einer möglichen Gefahr, wenn er in die Gewebe gelangt. Aber selbst dann müssen bestimmte Voraussetzungen erfüllt sein, damit sich dieser Anaerobier vermehren kann. Zu diesen prädisponierenden Umständen gehören Gewebsverletzungen sowie eine Beeinträchtigung der normalen Sauerstoffversorgung des Bereichs. Injiziert man z. B. gewaschene Tetanussporen in die Extremität eines Versuchstieres, so entsteht kein Tetanus. Die Erkrankung läßt sich jedoch auslösen, wenn die Injektionsstelle stark genug verletzt wird, so daß eine lokale Vermehrung der Erreger stattfinden kann. Gebildetes Toxin wird von den Nervenbahnen absorbiert und gelangt auf diesem Weg zum

Zentralnervensystem, für das es eine große Affinität besitzt. Im Rückenmark beeinträchtigt das Tetanustoxin die normale Hemmung der unteren motorischen Neurone durch die oberen motorischen Neurone. Dies hat eine Übererregbarkeit und einen erhöhten Tonus der willkürlichen Muskeln zur Folge, was zu Verkrampfung und Starre führt. Ein frühes Anzeichen ist die Verkrampfung der Wangenmuskeln, weshalb man die Tetanusinfektion im Englischen auch als „lockjaw" (Kiefersperre) bezeichnet. Auch in diesem Fall muß eine sofortige Behandlung mit Antitoxin erfolgen, jedoch ist die Affinität des Toxins hier so stark, daß sich seine Bindung an den Rezeptor im Nervensystem nur schwer rückgängig machen läßt. Von der aktiven Schutzimpfung gegen Tetanus wird später die Rede sein (S. 202).

7. Pyogene Bakterien

Wundinfektionen und andere häufige pyogene Infektionen — durch Bakterien oder Viren verursachte Kontakt- oder Inokulationsinfektionen

Ein charakteristisches Merkmal der Wirtsreaktion auf bestimmte Bakteriengruppen ist die Bildung von Eiter — die *pyogene Reaktion* (S. 60). Die Bakterien, die eine solche Reaktion hervorrufen, werden als pyogene Bakterien bezeichnet. Hierher gehören einige pathogene gramnegative Stäbchen und sowohl grampositive als auch gramnegative Kokken, was nicht heißt, daß nicht auch andere Bakterien eine Eiterbildung bewirken können. Das Aussehen des Eiters variiert und ist vom jeweiligen Erreger abhängig. Staphylokokken bilden einen relativ dickflüssigen, weißen oder rahmfarbenen Eiter, während typischer Streptokokkeneiter strohfarben und flüssig ist. Obwohl man diesen Erscheinungen in der klinischen Praxis häufig begegnet, sind sie jedoch keine unverwechselbaren Kennzeichen der Erreger.

Im Zuge der Entwicklung der Chirurgie in den vorigen Jahrhunderten wurde der Begriff des „lobenswerten Eiters" geprägt. Hierin kommt möglicherweise die Genugtuung des Chirurgen zum Ausdruck, dem der entdeckte Eiter den Beweis dafür lieferte, daß er den Sitz der Beschwerden seines Patienten richtig festgestellt hatte. Bei tiefsitzenden Infektionen ist die Freisetzung von Eiter häufig mit einer Besserung des Patientenbefindens verbunden, vorausgesetzt, daß die Infektion überstanden ist. Die Bildung von Eiter ist zumindest ein Zeichen dafür, daß der Wirt den Erreger aktiv bekämpft hat.

Eiter wird nicht immer in Form eines septischen Exsudats freigesetzt. Er kann auch in mikroskopisch feiner Verteilung im Urin oder im Liquor vorliegen. Zur Gewinnung der Zellen wird eine solche Probe zentrifugiert. Anschließend kann man vom Sediment ein Ausstrichpräparat für die mikroskopische Untersuchung anfertigen und eine Kultur für die Bestimmung des Erregers anlegen.

Theoretisch sollten die normalen Infektionen, die durch die verschiedenen pyogenen Bakterien verursacht werden, heute durch moderne, antimikrobielle Medikamente beherrscht werden. In der Praxis stellt sich jedoch immer wieder heraus, daß die pyogenen Kokken ein konstanter Anlaß zur Besorgnis sind, weil sie viele Krankheitsfälle und eine beträchtliche Anzahl von Todesfällen verursachen. Sie sind in vielerlei Hinsicht schädlich: Sie sind an Infektionen von Unfallwunden, postoperativen Wundinfektionen sowie verschiedenen häufigen Infektionserkrankungen der Haut, des Rachens (Tonsillitis, Pharyngitis), der Ohren (Otitis), Augen (Konjunktivitis), Nasenneben- und Kiefernhöhlen (Sinusitis) und anderer Systeme beteiligt. Die pyogenen Stäbchen findet man ebenfalls an einigen dieser Infektionsorte. Außerdem sind sie häufig der Grund für Primärinfektionen der Harnwege.

In Anbetracht dessen ist es notwendig, etwas über die Systematik dieser pyogenen Bakterien zu erfahren.

7.1. Systematik der pyogenen Bakterien

Staphylokokken sind grampositive Kokken, die charakteristische Trauben bilden (Abb. 23). Auf der Basis ihrer Pigmentbildung auf bestimmten Medien hat man sie früher in drei große Gruppen unterteilt: *Staphylococcus aureus* (goldgelbe Kolonien), *Staphylococcus albus* (weiße

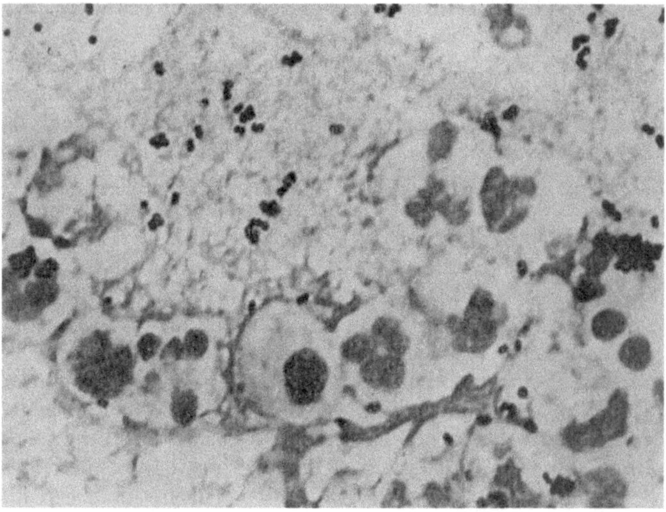

Abb. 23. Staphylokokkeneiter.
Die kleinen, intensiv gefärbten Kokken sind einzeln, paarweise oder in Form typischer Haufen angeordnet. Es sind degenerierte Kerne von Eiterzellen zu erkennen. Den Hintergrund bildet amorphe Substanz Gramfärbung (1:1080).

Kolonien) und anders pigmentierte Stämme wie *Staphylococcus citreus* usw. (verschiedene andere Koloniefarben von Zitronengelb bis Orange). Da unpigmentierte Varianten von *Staph. aureus* weiße Kolonien bilden, ist diese einfache Klassifizierung nicht absolut zuverlässig. Typische *Staph.-aureus*-Stämme bilden das Enzym Koagulase, das in Citratplasma von Mensch oder Kaninchen ein Gerinnungssystem aktiviert. Die Koagulase-Aktivität ist ein allgemeiner Pathogenitätsfaktor der Staphylokokken, und der Einfachheit halber tendiert man dazu, Koagulase-positive Stämme als *Staph. aureus* zu bezeichnen. Koagulase-negative, normalerweise apathogene Staphylokokken-Stämme werden als *Staph. albus* oder *Staph. epidermidis* bezeichnet, da sie überwiegend als Kommensalen auf der Haut leben. Gelegentlich kann eine Infektion durch *Staph. albus* eintreten, wenn bestimmte Umstände es erlauben. Die Implantation künstlicher Herzklappen kann bei manchen Patienten der Auslöser für eine solche Infektion sein.

Staphylokokken finden sich als Kommensalen direkt in den Nasenlöchern (Nares anteriores), und ein bedeutender Teil der Gesamtbevölkerung trägt an dieser Stelle Stämme von *Staph. aureus* (20—30%). Nasale Träger pathogener Staphylokokken sind unter dem Krankenhauspersonal und Langzeitpatienten unverhältnismäßig häufig, weil die Krankenhausumgebung eine Selektion pathogener Stämme begünstigt. Manche Menschen tragen Staphylokokken an anderen Stellen, z. B. im Bereich der Aftergegend.

Staphylococcus aureus ist der Erreger von Furunkeln, Gerstenkörnern und Karbunkeln, verschiedenen Hautinfektionen, wie Impetigo und Pemphigoid der Neugeborenen, sowie Wundinfektionen. Häufig ist dieser Erreger auch die Ursache für Brustdrüsenabszesse stillender Mütter und für Osteomyelitis, eine Infektion, die durch Ansiedlung hämatogen ausgestreuter Staphylokokken in den kleinen Gefäßen von Röhrenknochen entsteht.

Staph. aureus bildet eine Reihe von Toxinen und Aggressinen. Einige Stämme produzieren ein Enterotoxin, das Lebensmittelvergiftung verursacht (S. 145).

Manche Staphylokokken, denen man in der gesamten Bevölkerung begegnet, sind gegen Penicillin empfindlich. Beim Personal von Krankenhäusern findet man jedoch viele Penicillin-resistente Stämme, die von stationären Patienten erworben sind. Diese resistenten Stämme bauen Penicillin durch die von ihnen gebildete Penicillinase, eine β-Lactamase, ab und haben in Krankenhäusern eine größere Überlebenschance (S. 183, 192). Häufig sind Staphylokokken gegen eine Vielzahl von Antibiotika resistent. In einigen Fällen beruht diese mehrfache

Resistenz auf einem R-Faktor, den die Bakterien über Transduktion durch einen Phagen erhalten haben.

Staphylokokken sind für eine Reihe von Phagen (Bakterienviren) empfindlich, die ihnen gegenüber spezifische Affinitäten aufweisen. Demgemäß lassen sich die Staphylokokken entsprechend ihrem Empfindlichkeits- oder Resistenzspektrum gegenüber der lytischen Wirkung einer Reihe von Phagen verschiedenen „Phagentypen“ zuordnen. Das nach diesem Prinzip aufgestellte Phagentypisierungssystem ist wertvoll für die Epidemiologie.

Streptokokken sind grampositive Kokken, für die ein Auftreten in Form von Ketten typisch ist (Abb. 24). Ihre Klassifizierung geschieht in einfacher Form anhand der Veränderungen, die ihre Kolonien auf Pferdeblutagar

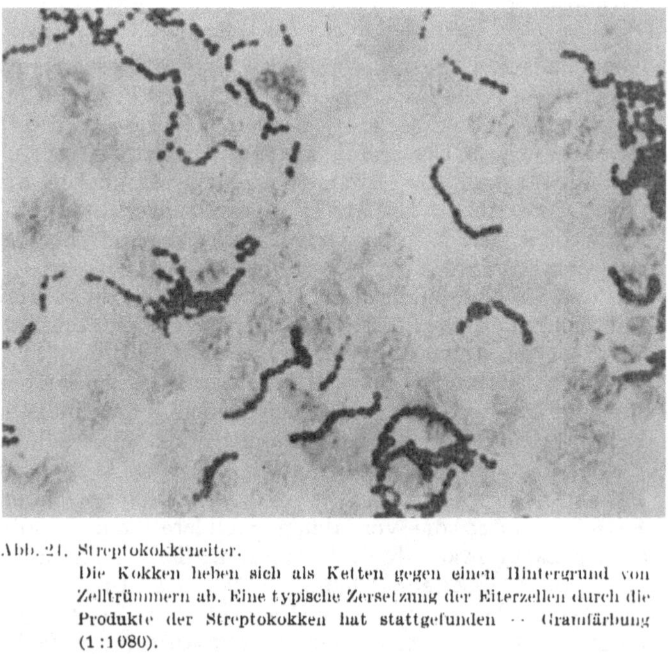

Abb. 24. Streptokokkeneiter.
Die Kokken heben sich als Ketten gegen einen Hintergrund von Zelltrümmern ab. Eine typische Zersetzung der Eiterzellen durch die Produkte der Streptokokken hat stattgefunden — Gramfärbung (1:1080).

bewirken. Kolonien von *Streptococcus pyogenes* sind von klaren Hämolysehöfen umgeben, und man nennt diese Erscheinung *beta*-Hämolyse. Kolonien von *strept. viridans* bilden Höfe von grünlicher Verfärbung — *alpha*-Hämolyse. *Strept. faecalis* bewirkt normalerweise keine Hämolyse und kann, im Gegensatz zu anderen Stämmen, auf gallehaltigen Medien wie z. B. MacConkey-Medium wachsen.

Streptococcus pyogenes kann bei 10—20% der anscheinend gesunden Bevölkerung im Rachen vorhanden sein; auch nasale Träger gibt es. Eine typische, mit diesem Erreger verbundene Erscheinung ist die akute, von Exsudation begleitete Mandelentzündung (follikuläre Tonsillitis). Weitere mögliche Erkrankungen sind Mittelohrentzündung (Otitis media), Hautinfektionen (Erysipel und Impetigo) sowie Infektionen von Wunden und Brandwunden. Diese Streptokokken bilden verschiedene cytolytische Toxine, einschließlich der Hämolysine, sowie eine Reihe weiterer Aggressine. Durch die Bildung eines erythrogenen Toxins rufen sie Scharlach hervor; hierbei handelt es sich im Grunde um eine von Hautrötung begleitete Angina. Manchmal kommt es einige Wochen nach einer Infektion durch *Strept. pyogenes* zu rheumatischem Fieber oder akuter Glomerulonephritis. Hierbei handelt es sich um ernstzunehmende Überempfindlichkeitsreaktionen, die bei Glomerulonephritis die Nieren und bei rheumatischem Fieber die Gelenke und das Herz schädigen.

Die Streptokokken lassen sich nach LANCEFIELD auf der Basis von Präzipitationsreaktionen in die Untergruppen A—S einteilen. Die Gruppenzugehörigkeit hängt von einem spezifischen, auf der Oberfläche der Streptokokken befindlichen Kohlenhydrat (C-Antigen) ab. Im Hinblick auf ihre Pathogenität gegenüber dem Menschen kommt Gruppe A die größte Bedeutung zu. Weil die Streptokokken der Gruppe A in typischer Weise gegen Bacitracin empfindlich sind, wird häufig als Beweis für die Zugehörigkeit zu dieser Gruppe ein Bacitracin-Empfindlichkeitstest angeführt. Wegen seiner möglichen toxischen

Nebenwirkungen wird Bacitracin therapeutisch kaum angewandt. Das Mittel der Wahl gegen *Strept. pyogenes* Infektionen ist Penicillin. Dieser Erreger ist absolut Penicillin-empfindlich, während eine Resistenz gegenüber Tetracyclinen nicht selten auftritt.

Die Angehörigen der *Strept.-viridans*-Gruppe leben in großer Zahl als Kommensalen im Mund und im Rachenraum. Diese Erreger können mit einer Zahnerkrankung verbunden sein. Verwandte Streptokokken-Arten (*Strept. mutans, Strept. sanguis* usw.) sind in der Lage, aus Rohrzucker Dextran-artige Substanzen zu synthetisieren und sich mit deren Hilfe an Zahnoberflächen festzuheften. Über diesen Mechanismus kommt es zur Entstehung von Zahnbelag — einem Film aus Polysacchariden, der die Entwicklung von Karies und Parodontose mit sich bringt. Da die Streptokokken der Viridans-Gruppe im Mund sehr zahlreich sind, können sie gelegentlich in den Blutstrom gelangen; bei Personen mit erblich bedingtem Herzfehler oder Herzklappenschaden infolge vorhergegangenen rheumatischen Fiebers kann *Strept. viridans* in diesem Fall eine Entzündung der geschädigten Bereiche verursachen. Diese Erkrankung nennt man *subakute bakterielle Endocarditis.* Normalerweise sind die Streptokokken der Viridans-Gruppe gegen Penicillin empfindlich.

Die Angehörigen der *Strept.-faecalis*-Gruppe sind Kommensalen des Darms und werden manchmal als „Enterokokken" bezeichnet. Sie können Wundinfektionen im Abdominalbereich hervorrufen, man findet sie oft neben *Escherichia coli* in Verbindung mit Infektionen der Harnwege. Die Erreger der *Strept.-faecalis*-Gruppe sind gegen Penicillin resistent.

Von *Streptococcus pneumoniae,* dem Pneumococcus, wird in einem späteren Kapitel die Rede sein (S. 120).

Escherichia coli ist ein gramnegativer, stäbchenförmiger Erreger (Abb. 25). Er lebt als Kommensale im Darm von Mensch und Tier. Seine Anwesenheit im Trinkwasser gilt als Beweis für eine Verunreinigung mit Fäkalien. In der Natur gibt es eine Vielzahl von Mikro-

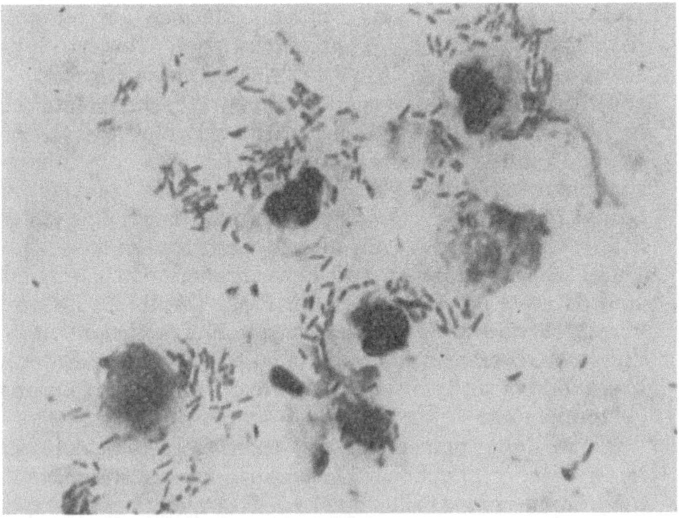

Abb. 25. *Escherichia-coli*-Eiter.
Neben Eiterzellen und Zelltrümmern sind viele stäbchenförmige Bakterien vorhanden. Gramfärbung (1 :1080).

organismen, die *Esch. coli* ähnlich sind. Diese leben jedoch zuweilen als Saprophyten und sind deshalb nicht unbedingt fäkalen Ursprungs. Aus diesem Grunde ist die Identifizierung „typischer *Esch. coli*" von besonderer Relevanz (S. 134).

Esch. coli und verwandte Bakterien, die im menschlichen Darm vorkommen können, sind häufig an Harnweginfektionen beteiligt. Man nimmt allgemein an, daß die Invasion normalerweise über eine aufwärtsgerichtete Ausbreitung von der Harnröhre zur Blase verläuft, wo die Erreger eine Cystitis hervorrufen. Von dort aus erreichen sie über die Harnleiter die Nieren und erzeugen eine Pyelonephritis. Speziell bei Frauen im gebärfähigen Alter sind diese Infektionen häufig.

Obwohl feststeht, daß *Esch. coli* als Kommensale im

Darm lebt, rufen gewisse Stämme, die man als „enteropathogene *Esch. coli*“ bezeichnet, bei Kindern eine schwere Gastroenteritis hervor. Ausbrüche dieser Gastroenteritis-Form bei Neugeborenen sind sehr gefährlich und haben die Tendenz, sich rasch auszubreiten. Überhaupt kann *Esch. coli* bei Neugeborenen ein ausgesprochen invasives Verhalten zeigen, das häufig der Grund für neonatale Sepsis und Meningitis ist. Für einige Stämme von *Esch. coli* nimmt man an, daß sie für Durchfallerkrankungen von Erwachsenen verantwortlich sind. Hierher gehört speziell der Reise-Durchfall. Es wird vermutet, daß er durch die Begegnung des Neuankömmlings mit einem Stamm verursacht wird, der ein Enterotoxin bildet und mit dem er zuvor nie in Berührung gekommen ist.

Einzeln oder gemeinsam mit anderen Darmbewohnern kann *Esch. coli* auch bei Unterleibs- oder Nierenbeckeninfektionen eine Rolle spielen. Postoperative Komplikationen wie Nahtabszesse, Wundinfektionen und Peritonitis können auf *Esch. coli* zurückgehen. Typisch für diese Bakterien ist ihre Penicillin-Resistenz, und sie sind häufig auch gegen andere Antibiotika unempfindlich.

Esch. coli ist für die Bakteriengenetiker wie die Büchse der Pandora: Es hat viele Einblicke in Mechanismen von umfassender biologischer Bedeutung gewährt, kann aber auch der Ausgangspunkt unheilvoller Entwicklungen sein. Besondere medizinische Bedeutung hat der mit einem Transfer von DNS-Stückchen (Plasmiden) verbundene Konjugationsprozeß, durch den verschiedene Eigenschaften, einschließlich multipler Resistenz gegen Medikamente, übertragen werden (S. 194).

7.2. *Beispiele exogener Infektionen durch direkten Kontakt — die Geschlechtskrankheiten*

Die Bezeichnung Geschlechtskrankheit rührt von der Übertragung dieser Infektionen durch intimen sexuellen Kontakt her. Da der Begriff Geschlecht in diesem

Zusammenhang für Geschlechtsverkehr steht und die Übertragung einer solchen Infektion mit einem gewissen Maß an Gedankenlosigkeit oder einer flüchtigen Begegnung einhergeht, gilt es heute allgemein als sinnvoller, diesen Infektionstyp als „durch Geschlechtsverkehr erworbene Krankheiten" zu bezeichnen. Unsere moderne permissive Gesellschaft sieht sich der dritten großen Gonorrhoe-Epidemie dieses Jahrhunderts gegenüber, und diesmal sind nicht kriegsbedingte Bevölkerungsverschiebungen der Grund. Heutzutage, da vielen jungen Frauen in Form der „Pille" eine effektivere Methode der Geburtenkontrolle zur Verfügung steht, entfällt der Infektionsschutz, der bis zu einem gewissen Grad durch die Verwendung eines Kondoms gegeben war. So gesehen spiegelt die verstärkte Ausbreitung der Gonorrhoe unsere sich wandelnden Gewohnheiten und Praktiken wider.

Die Gonorrhoe ist die häufigste Geschlechtskrankheit und wird durch *Neisseria gonorrhoeae*, den Gonococcus, hervorgerufen, der zu den pyogenen Erregern gehört. Die Syphilis, die heutzutage viel seltener als früher vorkommt, wird durch die Spirochäte *Treponema pallidum* verursacht, die nicht pyogen ist. Außer ihrem Übertragungsmodus haben diese Krankheiten und ihre Erreger im Grunde nichts gemeinsam. Bezeichnenderweise sind jedoch beide Erreger offensichtlich sehr empfindlich und verlieren rasch ihre Infektiosität, wenn sie ungeschützt sind und nicht direkt an eine günstige Stelle innerhalb ihres neuen Wirts übertragen werden. Die Gonokokken und Spirochäten sind streng artspezifisch. Die Tatsache, daß sie bei Versuchstieren nicht leicht irgendwelche Erkrankungen hervorrufen, war ein Hindernis für die Erforschung ihrer Pathogenität. Die Infektionsquelle ist in jedem Fall ein anderer Mensch. Mit wenigen Ausnahmen, wie z. B. bei der ererbten Syphilis oder der Augeninfektion von Säuglingen mit Gonokokken, bilden die Genitalien, und manchmal das Rektum oder der Mund, den primären Infektionsort.

Gonokokken lassen sich auf speziell angereicherten Medien züchten. Die Isolierung der Erreger im Laboratorium erfordert besondere Sorgfalt, darunter auch eine Inkubation in Gegenwart von Kohlendioxid (Abb. 26).

Es gibt einige Forscher, die für sich beanspruchen, *Treponema pallidum* gezüchtet zu haben. Allgemein vertritt man jedoch die Ansicht, daß es noch nicht möglich ist, diesen Erreger zu züchten. Demzufolge stützt sich die Syphilisdiagnose auf indirekte serologische Beweise, wenn der Erreger nicht mit einiger Gewißheit in einem der Erkrankungsfrühstadien identifiziert wurde, in denen er sich manchmal mit Hilfe spezieller mikroskopischer Techniken sichtbar machen läßt.

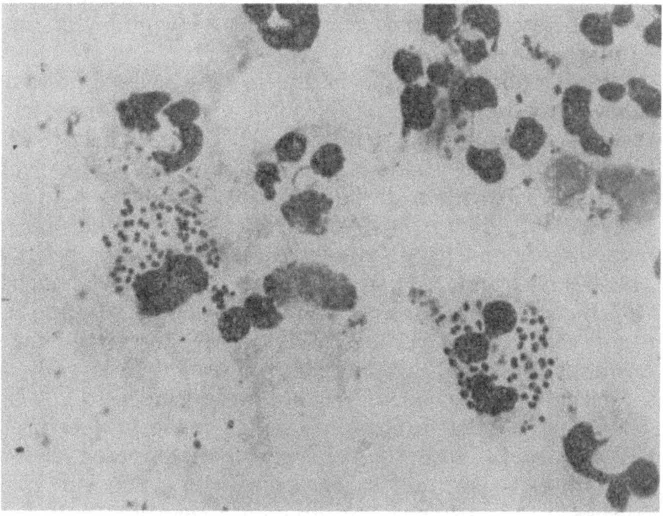

Abb. 26. Gonokokkeneiter.
Typisch für die kleinen, intensiv gefärbten Diplokokken ist eine bevorzugte Lokalisation innerhalb der polymorphen Leukocyten (Eiterzellen). Die Begrenzungslinien der Eiterzellen sind undeutlich, und einige dieser Zellen zerfallen gerade. Deutliche Darstellung der Leukozyten-Zellkerne. Modifizierte Gramfärbung (1:1080).

7.3. *Ein Beispiel für eine endogene Infektion — die Harnweginfektion*

Urin ist ein gutes Kulturmedium für viele Bakterienarten, einschließlich der coliformen Bakterien und Enterokokken, die im menschlichen Dickdarm reichlich vorhanden sind. Die Aufrechterhaltung der Sterilität in den Harnwegen hängt von einer Reihe antibakteriell wirksamer Mechanismen ab. Die Leistungsfähigkeit des Systems, das die aufsteigende Ausbreitung der im regelmäßig kontaminierten Dammbereich anwesenden Mikroorganismen in Schach hält, wird durch alles, was die Hydrodynamik des Strömungssystems stört, auffallend beeinträchtigt. Darüberhinaus besteht die Möglichkeit, daß sich in der Harnblase ein kontinuierliches Kultursystem aufbaut, wenn sie nicht völlig entleert wird und eine ausreichende Menge an Resturin zurückbleibt.

Bedingt durch ihre relativ geringe Länge und ihre anatomische Lage ist die Harnröhre der Frau für eine Ansiedlung endogener, potentiell pathogener Organismen sowie lokale Traumen, die eine aufsteigende Infektion begünstigen könnten, anfälliger als die Harnröhre des Mannes.

Aus diesem Grund wird leicht verständlich, weshalb man *Escherichia coli* und verwandte Bakterien wie *Proteus mirabilis*, *Pseudomonas aeruginosa* und *Streptococcus faecalis* häufig als Krankheitserreger in den Harnwegen vorfindet (Tab. 8), und weshalb Infektionen der Harnwege häufig bei Frauen vorkommen, speziell bei Frauen im gebärfähigen Alter, da bei diesen das lokale Trauma des Geschlechtsverkehrs sowie die verschiedenen, mit einer Schwangerschaft verbundenen Veränderungen als begünstigende Faktoren in Frage kommen. Eine Harnweginfektion kommt auch häufig bei Kindern vor, die angeborene Mißbildungen der Harnwege haben; weiter ist allgemein bekannt, daß sie als Komplikation eines Prostataleidens bei älteren Männern auftreten kann.

Tabelle 8.

Die relative Häufigkeit der Beteiligung bestimmter Bakteriengruppen an Harnweginfektionen.

	prozentuale Beteiligung	
	bei 17411 stationären Patienten	bei 6080 ambulanten Patienten
Escherichia coli	47	64
Proteus mirabilis	21	15
Klebsiella aerogenes	7	4
Coliforme Bakterien	17	9
Grampositive Bakterien	8	8

Aus T. A. McAllister, J. G. Alexander, C. Dulake, A. Percival, J. M. H. Boyce, P. J. Wormald: Multicentric study of sensitivities of urinary tract pathogens; *Postgraduate Medical Journal* (September Suppl. 1971) *47*, 7–14 (1971).

Die Laboratoriumsdiagnose von Harnweginfektionen bringt Probleme mit sich, weil es bei der Harnabgabe leicht zur Kontaminierung des Urins kommt und die Bakterien sich in der warmen Probe schnell vermehren können, ehe sie im Labor untersucht wird. Für jedes dieser Probleme gibt es einige Umgehungsmöglichkeiten; eine dieser Möglichkeiten wird im folgenden beschrieben:

1. Man entnimmt aus der Mitte des Urinflusses eine „clean-catch"-Probe und untersucht sie sofort. Andernfalls wird sie sofort abgekühlt und bis zur Untersuchung bei kalter Temperatur aufbewahrt. Speziell bei weiblichen Patienten ist es notwendig, in diesem Stadium besondere Vorbeugungsmaßnahmen gegen eine Urinkontamination zu treffen.

2. Das nach Zentrifugation der Probe gewonnene Sediment wird mikroskopisch auf Eiterzellen und Bakterien untersucht. Es können auch rote Blutkörperchen und Epithelzellen vorhanden sein.

3. Von einer Probe des nicht zentrifugierten Urins wird eine Verdünnungsreihe angefertigt und eine Keimzahlbestimmung (Koloniezählung) durchgeführt, indem Standardvolumina (Tropfen oder pipettierte gleichgroße Mengen) jeder Verdünnungsstufe auf Nährmedium ausgespatelt und bebrütet werden. Anschließend läßt sich die Anzahl lebensfähiger Zellen pro ml Urin berechnen.

Das Auftreten von Bakterien im Urin (Bakteriurie) läßt sich häufig durch eine einfache, von außen herrührende Verunreinigung der Probe erklären. Diese Annahme ist besonders wahrscheinlich, wenn eine relativ geringe Bakterienmenge vorhanden ist, die eine relativ vielfältige Zusammensetzung aus Arten der reichhaltigen Kommensalenflora und Kontaminationsflora des Dammbereichs aufweist. Eine sogenannte „*signifikante Bakteriurie*", die für die Wahrscheinlichkeit einer echten Infektion spricht, ist mit einer ziemlich hohen Anzahl von Bakterien verbunden, die ein oder zwei (selten mehr als zwei) Arten angehören.

Es gelten folgende Laborrichtwerte — vorausgesetzt, die Probe wurde in korrekter Form entnommen und eingeschickt:

Titer unter 10^4 Keimen pro ml = Kontamination
Titer über 10^5 Keimen pro ml = signifikante Bakteriurie
Ein Titer zwischen 10^4 und 10^5 erfordert eine Wiederholung der Bestimmung.

Bei der Beurteilung eines individuellen Falles müssen diese Richtwerte natürlich im Zusammenhang mit klinischen Details, dem Ergebnis der mikroskopischen Untersuchung usw. betrachtet werden.

7.4. Eine lebensgefährliche pyogene Infektion — akute (eitrige) bakterielle Meningitis

Akute bakterielle Infektionen der Gehirn- und Rückenmarkshaut (Meningitis) entstehen, wenn bestimmte Bakterien aus dem Blutstrom oder über perineurale Lymphbahnen, die den Geruchsnerven vom Bereich der Nasennebenhöhlen aus in den Schädel begleiten, in das zerebrospinale System gelangen. Die Erreger vermehren sich in der Rückenmarksflüssigkeit, von der man durch ein aseptisches Verfahren, das als Lumbalpunktion bekannt ist, eine Probe für die Laboruntersuchung entnehmen kann.

Die am häufigsten für eine akute Meningitis verantwortlichen Bakterien sind in Tab. 9 angegeben. Da diese Erreger genetisch bedingte Unterschiede hinsichtlich ihrer Antibiotika-Empfindlichkeit aufweisen und das stammspezifische Empfindlichkeitsspektrum außerdem variiert, ist es äußerst wichtig, die Erreger zu identifizieren und die Therapie mit Antibiotika-Empfindlichkeitstests zu überwachen. Aus Tab. 10 geht hervor, daß Viren in Schottland in den 2 Jahren von 1972—1973 für eine Reihe von Meningitis-artigen Erkrankungsfällen verantwortlich waren, die sich mit den bakteriell bedingten Erkrankungen in den 5 Jahren von 1970—1974 vergleichen lassen. Hier wird ein weiteres Problem der Diagnose deutlich: Während sich die Behandlung der Virusmeningitis im wesentlichen auf eine Unterstützung

Tabelle 9.

Die wichtigsten Erreger bakterieller Meningitis 1970—1974 in Schottland.

verantwortlicher Erreger	Anzahl der Fälle
Neisseria meningitidis	281
Haemophilus spec.	169
Streptococcus pneumoniae	149
Staphylokokken	68
coliforme Erreger[1])	60
Streptokokken (außer Pneumokokken)	54
M. tuberculosis	16

[1]) Weitere Erkrankungsfälle wurden durch *Proteus, Klebsiella, Pseudomonas, Salmonella* und *Achromobacter* spec. verursacht. (Die in den Tab. 9 und 10 angegebenen Werte wurden entnommen aus: Communicable Diseases (Scotland) (CDS) Reports:

Tabelle 10.

Die wichtigsten Erreger von Virusmeningitis und/oder -enzephalitis in den Jahren 1972–1973 in Schottland.

Virus	Anzahl der Fälle
ECHO-Virus	282
Mumpsvirus	191
Coxsackievirus	65
Herpes-simplex-Virus	40
Adenovirus	23
Influenzavirus	17
Masernvirus	17

der Heilung beschränkt, ist die Behandlung der bakteriellen Meningitis eine echte Therapie, weshalb diese Fälle nicht übersehen werden dürfen. Zu den klinisch wichtigen Untersuchungen gehört die mikroskopische Bestimmung des Bakteriengehalts und der Reaktion der Wirtszellen in einem abzentrifugierten Sediment. Das Vorhandensein von Eiterzellen weist auf eine akute bakterielle Infektion hin. Unter Umständen läßt sich der Erreger aus einer Kultur des Sediments gewinnen. Aufschlußreich kann auch die chemische Zusammensetzung des Liquors sein. Im Fall einer akuten bakteriellen Infektion nimmt der Proteingehalt der Flüssigkeit zu, und die Glucose-Konzentration ist auffällig erniedrigt.

7.5. Beispiele für Virusinfektionen, die durch Kontakt oder Inokulation erworben werden

7.5.1. Herpes simplex

Eine typische, durch das Herpes-simplex-Virus (*Herpesvirus hominis*) bedingte Erscheinung sind die „Fieberbläschen“, die an den Lippen auftreten. Hierbei handelt es sich gewöhnlich um eine rezidivierende Infektion; anscheinend bleibt das Virus nach einer Primärinfektion, die häufig in der Kindheit stattfindet, in latenter Form im früheren Infektionsbereich oder in den Nerven, die diesen Bereich versorgen, erhalten und wird zuweilen durch Reize wie starke Sonneneinstrahlung, lokale Erhitzung oder eine Fiebererkrankung reaktiviert. Die entstehende Wunde setzt infektiöse Viruspartikel frei.

Es gibt zwei immunologisch verschiedene Typen (1 und 2) dieses Virus. Typ 1 ist gewöhnlich für Infektionen im Gesichtsbereich verantwortlich, und die Stämme des Typs 2 spielen bei Infektionen des Genitalbereichs eine Rolle (obwohl hier auch Stämme des Typs 1 auftreten können). Den Genitalherpes Erwachsener zählt man zu den Geschlechtskrankheiten, und Herpes simplex ist im allgemeinen ein Beispiel für ein Virus, das durch direkten oder indirekten Kontakt mit stark kontaminierten Gegenständen, wie gemeinsam benutzte Trinkgefäße, übertragen wird.

Die Laboratoriumsdiagnose des *Herpesvirus hominis* stützt sich auf eine Vermehrung des Erregers in Zellkulturen sowie auf einen durch ihn bedingten cytopathischen Effekt, der sich durch Antiserum hemmen läßt. Auch Komplementbindungstests und Neutralisationstests können nützliche serologische Befunde liefern. Sie können jedoch im Fall von Herpesrezidiven auch irreführend sein, da diese nicht von typischen Antikörperreaktionen begleitet sind. Der Grund hierfür ist nicht bekannt.

Das Herpes-simplex-Virus, der Erreger des Herpes zoster und der Windpocken (Varicella-Zoster-Virus), gehören derselben Gruppe an, weisen jedoch klare Unterschiede auf.

7.5.2. *Virushepatitis B (Serumhepatitis)*

Hierbei handelt es sich um eine gefürchtete Form infektiöser Gelbsucht, die man gewöhnlich in Verbindung mit einer Verletzung erwirbt. Zumindest Spuren von Blut einer erkrankten Person oder eines Überträgers müssen in die Gewebe des neuen Wirtsorganismus gelangen, damit es zur Infektion kommt. Typisch ist eine lange Inkubationsphase (50—150 Tage), und die Schwere der Infektion reicht von klinisch unerkannten Fällen bis zu explosionsartig ausbrechender, tödlich verlaufender Hepatitis.

Es bestehen kaum Zweifel an der elektronenmikroskopischen Darstellung dieses Virus. Sie zeigen 3 Formen, die von einem kleinen („core“) Partikel von 18—22 nm Durchmesser bis zum sog. Dane-Partikel reichen, das um das ikosaedrische core herum noch eine innere und eine äußere Membran aufweist und wie ein Virus aussieht. Ein für die Erkrankung spezifisches Antigen, das als Australia- (Au-) Antigen bezeichnet wird, weil es ursprünglich bei einem Australneger entdeckt wurde, läßt sich durch verschiedene Methoden nachweisen, zu denen Immundiffusion, Immunelektrophorese und Radio-Immunoassay gehören.

Allem Anschein nach ist das Überträgerstadium durch Defekte in der Immunabwehr bestimmt, und die eigentliche Erkrankung wird im Patienten über Mechanismen der Immunkomplexbildung ausgelöst. Im Verlauf der Erkrankung scheint eine begrenzte Immunsuppression vorzuliegen.

Hepatitis B gilt als Berufsrisiko für Personen, die mit menschlichem Blut oder Serum in Berührung kommen können. Chirurgen, Krankenschwestern, Pathologen, medizinisch-technische Assistenten und Laboranten müssen diesem Risiko durch Sorgfalt vorbeugen. Es gibt schon lange Hinweise für eine mögliche Übertragung des Agens durch Geschlechtsverkehr.

8. Respiratorische Infektionsübertragung und aerogene Infektionen

Unser normales Verhalten zeigt, daß uns die respiratorische Aufnahme und die aerogene Verbreitung von Krankheitserregern bewußt ist. Wir achten instinktiv darauf, einem Besucher, der eine Erkältung hat, nicht zu nahe zu kommen, und wir küssen einen Familienangehörigen nicht, der eine Infektion der Atmungswege oder des Rachenraumes hat. Wir weichen vor einem Kind zurück, das Keuchhusten hat, und wir pflegen Lungentuberkulose-Patienten in gut gelüfteten Räumen. Im Zusammenhang mit jedem Beispiel liegen jedoch einige Bereiche noch völlig im Dunkeln, was die genauen Übertragungswege und -mechanismen aerogener Infektionen anbelangt.

Beispiele für Viruserkrankungen, die über die Atemluft verbreitet werden können, sind Schnupfen (die normale Erkältung), Grippe, Masern und Pocken. Klassische Beispiele bakterieller Infektionen sind Lungentuberkulose und Lobärpneumonie. Häufige Erreger aerogen verbreiteter Krankheiten sind auch die Mykoplasmen, *Coxiella burnetii* und die Pilze.

Wenn eine Person hustet, niest oder ausspuckt, wird ein *Tröpfchennebel* abgegeben, der aus kleinen und großen Tröpfchen besteht. Dieser kann bestimmte Infektionen übertragen. Die größeren Tröpfchen fliegen nicht weit, können aber Kleidung, Fußboden oder Gegenstände kontaminieren, die sich in 1,5 m Umkreis von der Infektionsquelle befinden. Außerdem können sie die in ihnen enthaltenen Erreger an den Staub abgeben; folglich führen Luftzüge manchmal infektiöse Staubpartikel mit sich, die direkt eingeatmet werden können. Sind die Erreger unter den beschriebenen Bedingungen nicht der

Einstrahlung von ultraviolettem oder starkem direktem Sonnenlicht ausgesetzt, so können manche von ihnen, wie die Pockenviren, Tuberkelbakterien, Staphylokokken und Streptokokken die Austrocknung überleben und für einige Tage oder Wochen infektiös bleiben. Auf diese Weise können ein Lehrer mit Husten unbekannter Ursache oder ein Patient mit einer eitrigen Wunde ihre Umgebung oder die von ihnen berührten Gegenstände gefährlich kontaminieren.

Das Wasser der feinen Tröpfchen verflüchtigt sich rasch, wenn sie von der Luft fortgetragen werden. Zurück bleiben *Tröpfchenkerne*, von denen einige möglicherweise Infektionserreger bergen und direkt eingeatmet werden können. Allerdings betrachtet man den Tröpfchennebel und die hieraus entstehenden Tröpfchenkerne nicht generell als eine so wichtige Gefahrenquelle, wie sie der infizierte Staub darstellt. Gegen diese Auffassung könnte man die frühen infektiösen Stadien einiger Virusinfektionen, wie Masern und Pocken, anführen, und neuere Befunde sprechen dafür, daß der Speichel im Fall von Streptokokkeninfektionen eine direktere Gefahrenquelle bildet. Allgemein vertritt man jedoch die Ansicht, daß Tröpfchennebel für die Übertragung der in infizierten Sekreten aus Nase, Rachen und Brustraum enthaltenen pathogenen Mikroorganismen weniger relevant ist, und daß folgende Wege effektiver sind:

Nasensekret kontaminiert Hände, Taschentücher und Kleidung.

Rachensekrete und *Sputum* können ausgehustet werden oder direkt auf Taschentücher, Kleidung, Möbel oder den Boden gespuckt werden (es ist wichtig, sich von diesen unerfreulichen Dingen sowohl im mikroskopischen als auch im makroskopischen Sinn ein Bild zu machen).

Die Hände einer Person berühren im Laufe eines Gesprächs regelmäßig das Gesicht oder die Nase und können auf diese Weise Erreger wie Nasenstaphylokokken oder Streptokokken direkt oder indirekt an andere Menschen weiterreichen. Die beste Gelegenheit für eine direkte Übertragung ist bei engem Kontakt, wie z. B. beim Küssen, gegeben, und ein indirekter Transfer kann recht effektiv sein, wenn mehrere Personen aus derselben Tasse trinken, wenn Kinder Stifte oder Spielsachen in den Mund nehmen, die von mehreren benutzt werden, oder wenn eine Mutter ihr Taschentuch nimmt, um Nase, Mund oder die Augen ihres Kindes zu „säubern“. Das Taschentuch wird unter diesen Umständen zu einem Gefahrendepot, und es ist erstaunlich, daß die Gewohnheit, ein solch schmutziges Etwas bei sich zu tragen, auch in unserem Wegwerfzeitalter fortbesteht. Die hier erörter-

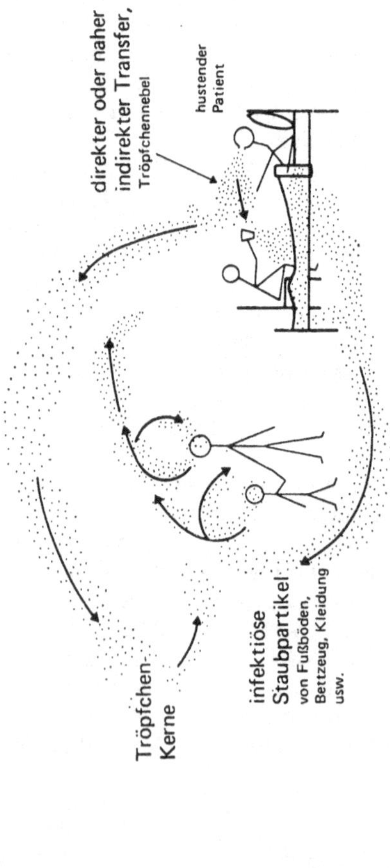

Abb. 27. Ansteckungsmöglichkeiten für Besucher.

ten Wege, über die es zu einer Infektion kommen kann (Abb. 27), sind leicht verständlich, umfassen aber direkten und indirekten Transfer unterschiedlichen Grades sowie Infektketten, die sich den Atemweginfektionen, Kontaktinfektionen oder sogar Bindehautinfektionen zuordnen lassen.

Das Risiko einer Infektionsausbreitung über Staubpartikel wächst, wenn sich Menschen in schlecht gelüfteten Räumen gemeinsam aufhalten, wenn ein Taschentuch hin- und hergeschwenkt wird, wenn kontaminierte Kleidung durch die normalen Körperbewegungen oder beim An- und Ausziehen bewegt wird, beim Bettenmachen und beim Staubwischen.

8.1. Beispiele für respiratorische Infektketten

Bestimmte Allgemeininfektionen führen zu einer Schädigung von Zellen, die sich auf Oberflächen befinden, hiervon können auch die Zellen von Schleimhautoberflächen betroffen sein. In einem ganz frühen Stadium der Erkrankung kann das infektiöse Agens von den Schleimhautoberflächen freigesetzt werden, und die jeweiligen Sekrete können große Mengen davon enthalten. Dies trifft für Masern, Pocken und diverse andere Erkrankungen zu: Es scheint, daß das Masernvirus leicht inaktiviert wird, oder daß die Konzentration der Erreger nicht mehr hoch genug ist, wenn sie nicht sofort im Umkreis einer relativ geringen Entfernung auf einen empfindlichen Wirt übertragen werden. Wenn z. B. ein Hausarzt nach dem Besuch kleiner Kinder, die von einer Masernepidemie betroffen sind, zu seiner eigenen Familie heimkehrt, überträgt er die Krankheit nicht auf seine eigenen kleinen Kinder oder seine Frau. Es ist gut möglich, daß sich auf seiner Kleidung, seinem Gesicht und seinen Händen (wenn er sie nicht sehr gründlich gewaschen hat) Masernviren befinden. Normalerweise werden er und seine Frau immun sein, weil sie als Kinder die Masern gehabt haben. Sein jüngstes Kind im Alter von 3 Monaten verfügt möglicherweise noch über eine gewisse Menge der passiv von seiner Mutter empfangenen Antikörper; seine älteren Kinder im Alter von 2 und 4 Jahren aber können stark infektionsgefährdet sein, wenn sie nicht gegen Masern geimpft worden sind (S. 202). Tatsache ist, daß diese Kinder keine infektiöse Dosis an Masernerregern über ihren Vater erhalten. Das älteste von ihnen jedoch, das die Erreger durch engen Kontakt mit einem kleinen Freund — oft im Kindergarten — erhält, der gerade die Masern bekommt, bringt die Infektion ins Haus. Nun wird das Masernvirus in einer ausgesprochen effektiven Dosis auf die anderen, nicht immunen Familienmitglieder übertragen. Das jüngste Kind kann der Infektion möglicherweise aufgrund seiner zwar schwindenden, aber immer noch schützenden Antikörper entgehen, aber das zweijährige Kind wird wahrscheinlich die Masern bekommen (Abb. 28).

Völlig anders verhält sich die Lage für das viel resistentere und stärker infektiöse Pockenvirus. Bereits eine möglicherweise an der Kleidung haftende Menge an Viruspartikeln kann gefährlich sein. Unter den Begleitumständen, wie sie zuvor für die Masern beschrieben wurden, bestünde im Fall von Pocken für die ganze Familie eine ernste Ansteckungsgefahr. Demzufolge muß jeder Arzt, der mit einem pockenverdächtigen Fall in Berührung kommt, spezielle Vorbeugungsmaßnahmen treffen, damit er die Krankheit nicht weiterträgt.

Im Fall der Pneumokokkenpneumonie sieht die Lage wieder anders aus. Offensichtlich können sich virulente Stämme dieser Mikroorganismen in einer Gemeinschaft auf dem subklinischen Niveau des Keimträgerstatus ausbreiten. Der Erreger siedelt sich im oberen Respirationstrakt an, und es kann dann, wenn geeignete atmosphärische Bedingungen, verminderte Widerstandskraft des Wirts und andere, von Fall zu Fall verschiedene Faktoren zusammentreffen, im unteren Respirationstrakt zu einer Pneumokokkeninvasion kommen (S. 88).

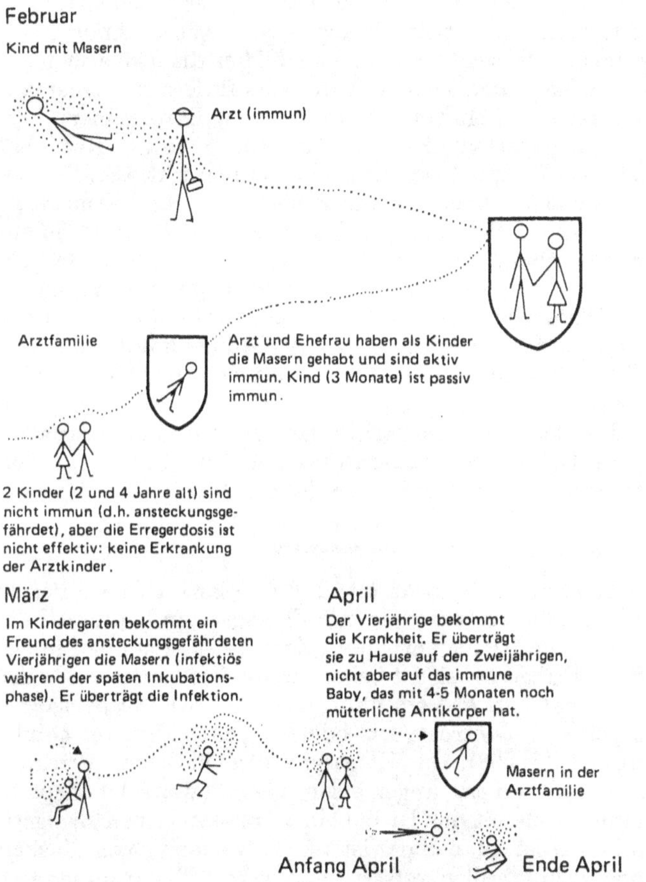

Abb. 28. Die typische Epidemiologie der Masern in einer ungeimpften Familie.

8.1.1. Allgemeine Vorsichtsmaßnahmen

Einige der allgemeinen Vorkehrungen, die Infektionen über die Atemluft verhindern sollen, verstehen sich nach den vorherigen Betrachtungen von selbst. Andere allgemeine Vorsichtsmaßnahmen bilden die Isolierung der erkrankten Personen und die Gewährleistung einer angemessenen Belüftung — in Schulen, Büroräumen, Vergnügungsstätten, Bussen und Zügen sowie Krankenhäusern —, damit sich Erreger nicht in infektiösen Mengen anstauen können. Hierher gehört auch die Vermeidung unnötiger Bewegung von Menschen und Bettwäsche auf Krankenhausstationen. Es ist ein vernünftiger Brauch, Wunden nur zu solchen Zeiten zu inspizieren, zu denen die Wahrscheinlichkeit der Luftkontamination am geringsten ist. Weiter ließen sich gute Gründe dafür anführen, daß man sich auf der Allgemeinstation nicht umkleiden sollte.

Die letzteren Betrachtungen führen die Diskussion vom Gebiet der respiratorischen Infektionen zu den aerogenen Wundinfektionen (s. S. 166).

8.1.2. Besondere Gefahrenquellen

Laboranten ist bekannt, daß sich gefährliche Aerosole bilden können, wenn sie mit Flüssigkeiten hantieren, die pathogene Keime enthalten. Zum Beispiel können infektiöse Erregernebel entstehen, wenn Probenflaschen oder -röhrchen ohne Verschluß bleiben oder Suspensionen pipettiert, zentrifugiert oder in eine Spritze gefüllt werden (S. 208). Der Umgang mit gefährlichen Erregern sollte an einem angemessen geschützten Arbeitsplatz erfolgen, damit das Risiko einer Inhalation von Erregern minimal ist. Manchmal ist die Verwendung von Masken und Schutzbrillen ratsam, und man sollte insbesondere auf eine wirksame Luftzufuhr achten oder eine Laminarstrom-Belüftungsanlage benutzen (s. Abb. 29, 30, 31).

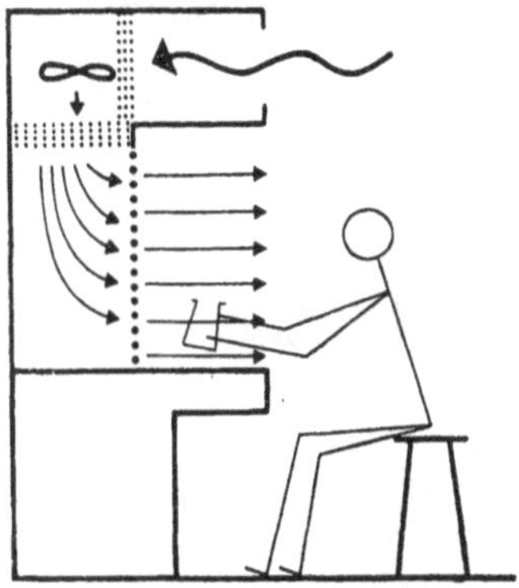

Abb. 29. „Geschützter Arbeitsplatz A": Bei diesem System strömt gefilterte Luft über das Untersuchungsgut, das so vor aerogener Kontamination geschützt wird. Man darf in einer derartigen Schutzkabine nicht mit infektiösem Material arbeiten, weil der Luftstrom auf den Untersuchenden gerichtet ist. Dieses System schützt die Arbeit, nicht den Arbeitenden.

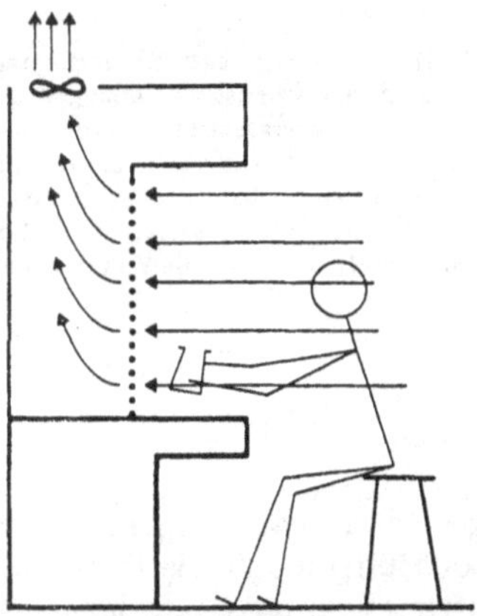

Abb. 30. „Geschützter Arbeitsplatz B": Bei diesem System strömt ungefilterte Luft am Untersuchenden vorbei über die Arbeitsfläche. Der Untersuchende wird in gewissem Ausmaß vor einer aerogenen Infektion durch Erreger aus seinem Untersuchungsgut geschützt. Der oberhalb des Systems freigesetzte Luftstrom muß sorgfältig abgeleitet werden. Dieses System kann den Arbeitenden schützen, die Arbeit jedoch verderben und eine ernsthafte Gefährdung anderer Personen mit sich bringen, wenn die Abluft nicht berücksichtigt wird.

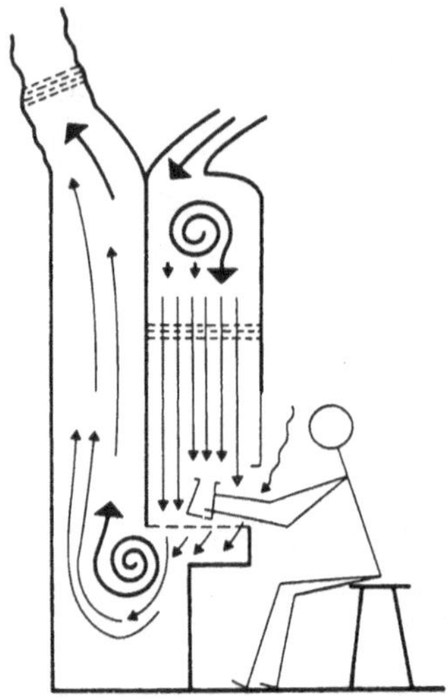

Abb. 31. „Geschützter Arbeitsplatz C": Hierbei bewegt sich ein laminarer Strom gefilterter Luft abwärts durch den Arbeitstisch. Eine geringe Menge an ungefilterter Luft kann am Untersuchenden vorbei einsickern, gelangt jedoch nicht auf die Arbeit. Die verbrauchte Luft wird unter Sicherheitsvorkehrungen wieder abgeleitet, wobei machmal eine Hitzesterilisation oder Spezialfilter vorgeschaltet sind. Im geeigneten Fall wird ein Teil der Abluft wieder in die Zuluftanlage zurückgeleitet.

8.2. *Streptococcus pneumoniae*

Typisch für diesen Erreger, den man aufgrund der durch ihn hervorgerufenen Lobärpneumonie als Pneumococcus bezeichnet, ist ein Auftreten in paarigen, lanzettförmigen „Diplokokken". Hierbei handelt es sich um eiförmige, grampositive Kokken, die beide ein zugespitztes Ende haben und an ihren flachen Enden aneinander haften. *Strept. pneumoniae* lebt als Kommensale im oberen Respirationstrakt und als Krankheitserreger primär im Respirationstrakt oder an Stellen mit ähnlichen

Bedingungen, wie in dem Sinus, im Mittelohr, Auge oder zerebrospinalen System. Der Erreger verursacht Lobärpneumonie, Bronchopneumonie, Sinusitis, Mittelohrentzündung, Bindehautentzündung und Meningitis. In virulenter Form besitzt er eine Polysaccharidkapsel, die als Hapten (ein inkomplettes Antigen) wirkt und eine Unterteilung der Stämme in verschiedene Typen ermöglicht. Diese Klassifizierung kann durch einen Agglutinationstest oder eine Quellungsreaktion der Kapsel geschehen, wobei die spezifische Kapselsubstanz mit dem homologen Antiserum reagiert und man sie unter dem Mikroskop förmlich quellen sehen kann. Bekapselte Pneumokokken bilden glatte (engl. „smooth"), glänzende Kolonien, während unbekapselte Stämme matte, rauhe (engl. „rough") Kolonien bilden (S-R-Variation). Die Virulenz der Pneumokokken hängt direkt vom Besitz einer Kapsel ab (S. 88), die mit der Typenspezifität sowie der glatten Kolonieform verknüpft ist.

Junge Kolonien von *Strept. pneumoniae* gleichen denen von *Strept. viridans*, ältere Kolonien bilden abgeflachte Oberflächen, die häufig konzentrische Furchen und Kämme aufweisen. Dies ist das klassische „Damestein"-Phänomen. Weitere Merkmale für die Unterscheidung der Pneumokokken sind ihre Gallelöslichkeit, ihre Empfindlichkeit gegenüber der Substanz Optochin sowie die ausgeprägte Virulenz bekapselter Stämme gegenüber Mäusen. *Strept. pneumoniae* ist immer gegen Penicillin empfindlich, oft auch gegen Sulfonamide und Tetracycline.

8.3. *Mycobacterium tuberculosis*

Die Zellwand dieses schlanken, stäbchenförmigen Bakteriums enthält wachsartige Substanzen (Mycolsäureester). Auf diese Substanzen ist es zurückzuführen, daß der Keim, nachdem er in der Hitze rot gefärbt wurde (die Ziehl-Neelsen-Färbung), sich nicht durch Behandlung mit Säure oder Alkohol wieder entfärben läßt, wie es bei anderen Mikroorganismen leicht möglich ist. Deshalb bezeichnet man den Tuberkelbazillus als „säurefest“ oder „alkoholfest“. Die Eigenschaft der Säurefestigkeit besitzen auch andere Mykobakterien (einschließlich des Leprabazillus) in unterschiedlich starker Ausprägung.

M. tuberculosis wächst wesentlich langsamer als andere häufig vorkommende Erreger, und es benötigt zum Wachstum Spezialmedien. Auf dem oft benutzten Löwenstein-Jensen-Medium entwickeln sich die Kolonien bei 37 °C nach 2—3 oder mehr Wochen. Man legt die Kulturen auf festen Nährböden in kleinen Flaschen an. Die Flaschen müssen zwar genug Luft für diesen obligaten Aerobier enthalten, werden aber mit einer Schraubkappe verschlossen, damit die Feuchtigkeit nicht verdunstet und die gefährlichen Erreger versiegelt sind. Tuberkelbakterien können Austrocknung überstehen und im Staub viele Wochen oder Monate lebensfähig bleiben. Sie werden durch Hitze rasch inaktiviert und durch Pasteurisieren abgetötet. Dies ist für die Routinebehandlung der Milch sehr wichtig (siehe unten).

Mycobacterium bovis ist der Rindertuberkelbazillus, der beim Rind vorkommt und die Milch kontaminieren kann. Es besteht kein charakteristischer Zusammenhang zwischen diesem Erregertyp und der menschlichen Lungentuberkulose, weil die Infektion in diesem Fall fast stets mit Nahrungsmitteln übertragen wird. Das Trinken unpasteurisierter Milch kann zu Abdominal-, Lymphknoten-, Knochen- und Gelenktuberkulose führen. Der beim Menschen gegen Tuberkulose verwendete Impfstoff (Bacillus-Calmette-Guérin: BCG) leitet sich von *M. bovis* ab, der unter abschwächenden Bedingungen gezüchtet wird, so daß sich seine Virulenz für den Menschen verringert. Das Rindertuberkelbakterium ist so nah mit dem menschlichen Erregertyp verwandt, daß durch den Lebendimpfstoff eine Immunität gegen beide Stämme erzielt wird.

Die bakteriologische Diagnose der Tuberkulose beruht auf dem Nachweis der säurefesten Bakterien in Proben wie Sputum, die vor der mikroskopischen Untersuchung eine spezielle Behandlung erfahren. Man legt auch Kulturen an, und in bestimmten Fällen kann die Verimpfung des Materials auf Meerschweinchen für die Isolierung des Erregers erforderlich sein.

8.4. Das Influenzavirus

Das Influenzavirus gehört zu den Myxoviren. Es weist eine Affinität gegenüber spezifischen Schleimstoffen auf, die sich auf oder in Zelloberflächen befinden. Es existieren drei Typen (A, B, C) des Influenzavirus. Typ C ist der gutartigste von ihnen, während Typ A und Typ B Epidemien hervorrufen können. Die antigene Struktur des Virustyps B ist relativ stabil. Das Influenzavirus Typ A zeigt dagegen eine „Antigendrift" und „Antigenshift", die geringere oder stärkere Veränderungen der Antigenstruktur zur Folge haben und im Abstand von mehreren Jahren eintreten. Dem veränderten Virus stehen dann für eine weite Verbreitung viele Wirtsorganismen zur Verfügung, die ihm gegenüber nicht immun sind, und es kann zu Grippeepidemien oder -pandemien kommen.

Charakteristisch für die Grippe sind ein plötzlicher Beginn mit Fieber und Kopfschmerzen sowie Muskelschmerzen und katarrhalischen Erscheinungen. Die Erkrankung dauert 3—5 Tage, aber es entwickeln sich häufig Komplikationen seitens der Atmungsorgane. Bei älteren Patienten kommt es nicht selten vor, daß eine Bronchopneumonie entsteht oder eine chronische Bronchitis sich verschlimmert. Gewöhnlich ist das Bakterium *Haemophilus influenzae* für diese Sekundärinfektionen verantwortlich, man hat ihn deshalb früher irrtümlich als Grippeerreger verdächtigt. Das Influenzavirus läßt sich züchten, wenn man in der akuten Phase aus dem Rachen des Patienten Material entnimmt und damit befruchtete Hühnereier beimpft. Ein serologischer Nachweis der Krankheit läßt sich rasch durch Komplementbindungstests oder Hämagglutinationshemmtests (S. 32, 35) durchführen. Bei letzteren Tests wird die hämagglutinierende Eigenschaft des Influenzavirus verwertet, das eine Affinität gegenüber Mucoproteinrezeptoren der Erythrocytenoberflächen aufweist und eine Verklebung der Zellen bewirkt.

9. Peroral übertragene Infektionen

9.1. Eine Schmierinfektion — Bakterienruhr

Die Bakterienruhr ist eine Durchfallerkrankung, die durch die *Shigella*-Gruppe der gramnegativen, stäbchenförmigen Bakterien verursacht wird. Sie läßt sich von der Amöbenruhr, die durch *Entamoeba histolytica* hervorgerufen wird, klar abgrenzen. Von letzterer Erkrankung wird in diesem Abschnitt nicht die Rede sein. In Großbritannien ist *Shigella sonnei* die häufigste Ursache der Bakterienruhr, einige Fälle sind jedoch durch *Sh. flexneri* bedingt. *Sh. dysenteriae* und *Sh. boydii* treten allgemein im Zusammenhang mit ernsteren Erkrankungszuständen auf, und man begegnet ihnen in diesem Land selten. Man nimmt an, daß der Infektionsweg über Hand-Mund-Kontakt verläuft, und es ist bezeichnend, daß die Krankheit sich primär in Personengruppen ausbreitet, die Durchfallproblemen nicht gewachsen sind. So sind häufig junge Grundschulkinder und Kinder in Tagesheimen von der Infektion betroffen. Die Ansteckung erfolgt höchstwahrscheinlich an einem gemeinsam benutzten Waschbecken oder im Umkreis davon (Abb. 32). Die Infektion kann dann auf die Mütter übergreifen, die die infizierten Kinder pflegen. Eine weitere Ausbreitung innerhalb einer betroffenen Familie ist häufig. Früher pflegte man die Bakterienruhr als Asylruhr zu bezeichnen, da bekannt war, daß sich die Krankheit leicht unter Menschen verbreitet, die einfache persönliche Hygieneregeln nicht befolgen.

Shigella-Infektionen sind im wesentlichen Menschenspezifisch. Sie schädigen den Dickdarm, und es kommt hier zu einer Entzündung der Schleimhaut. Manchmal ist eine ausgedehnte Ulzeration und Abstoßung oberfläch-

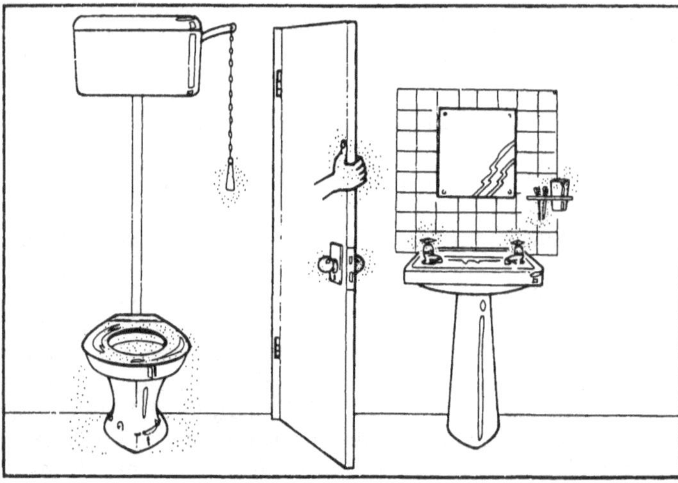

Abb. 32. Die Bakterienruhr gilt als Schmierinfektion (und bedeutet ein indirektes Risiko der Mundberührung durch die Hände).

licher Zellschichten die Folge. Das klinische Erscheinungsbild variiert. Die Krankheit stellt sich normalerweise als akuter Durchfall ein, der mehrere Tage anhält. Die Durchfälle können dünnflüssig und zahlreich sein, oft enthalten sie Beimengungen von Blut und Eiter. Manchmal verläuft die Krankheit allerdings recht leicht. Die Shigellen werden 1–2 Wochen lang ausgeschieden, und mit Unterbrechung kann die Ausscheidung der Erreger bei einem Teil der Fälle – etwa 20% – noch über einen Monat länger andauern. Es ist allerdings schwierig, zwischen Fällen verlängerter Ausscheidung und Fällen wiederholter Infektion in Familien und Schulgruppen zu unterscheiden.

9.2. *Durch das Wasser übertragene Krankheiten*

9.2.1. *Cholera*

Die Cholera ist eine akute und gefährliche Erkrankung, die durch *Vibrio cholerae* oder den verwandten *Vibrio eltor* verursacht wird. Es handelt sich um gramnegative, gebogene Bakterien. Die Infektionsquelle ist ein menschlicher Krankheitsfall, und die Ausbreitung geschieht über das Wasser oder über die Nahrung (Abb. 33). *V. cholerae* verhält sich nicht invasiv, bildet aber ein Enterotoxin, das ein rapides Ausströmen von Flüssigkeit und Elektrolyten aus der Darmmucosa bewirkt. Bei der Behandlung ist ein Ersatz von Flüssigkeit und Elektrolyten am allerwichtigsten, die Antibiotikatherapie hat sekundäre Bedeutung. Die Cholera kann schnell tödlich verlaufen, und die Todesursache ist Wasserentzug, der durch den enormen Verlust an Flüssigkeit mit dem Stuhlgang (als „Reiswasserstuhl" beschrieben) bedingt ist. Die Vorbeugung geschieht durch eine geschützte Wasserversorgung und eine separate Kanalisation für Abwässer. Es stehen Impfstoffe zur Verfügung, die abgetötete Choleravibrionen enthalten. In bestimmten Gebieten der Erde wird von Reisenden eine international anerkannte Impfbescheinigung verlangt. Der Schutz, den der Impfstoff einem Reisenden unter solchen Umständen bietet, ist nur kurz und von umstrittener Wirksamkeit. Alle 6 Monate ist eine Wiederholung der Impfung erforderlich. Ohne Frage benötigt man bessere Choleraimpfstoffe, aber die wesentliche Möglichkeit der Krankheitsverhütung liegt in der Abwassertechnologie und in der Bereitstellung sauberen Trinkwassers.

9.2.2. *Typhus*

Der Typhus wird durch *Salmonella typhi* hervorgerufen. Gewöhnlich erwirbt man die Krankheit direkt, indem man kontaminiertes Wasser trinkt (Abb. 34). Allerdings war

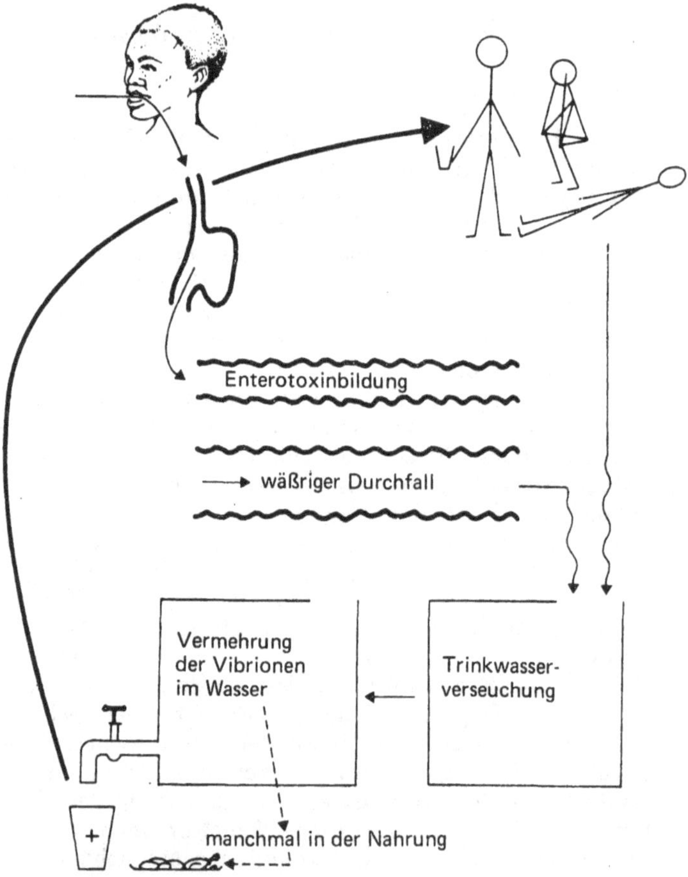

Abb. 33. Der Infektionsweg der Cholera.

In Aberdeen (Schottland) auch einmal Büchsenfleisch die Ursache für einen Ausbruch der Krankheit. Das Fleisch war in einer südamerikanischen Herstellerfabrik durch das dort verwendete Wasser kontaminiert worden. Die ursprüngliche Quelle der Erkrankung ist ein mensch-

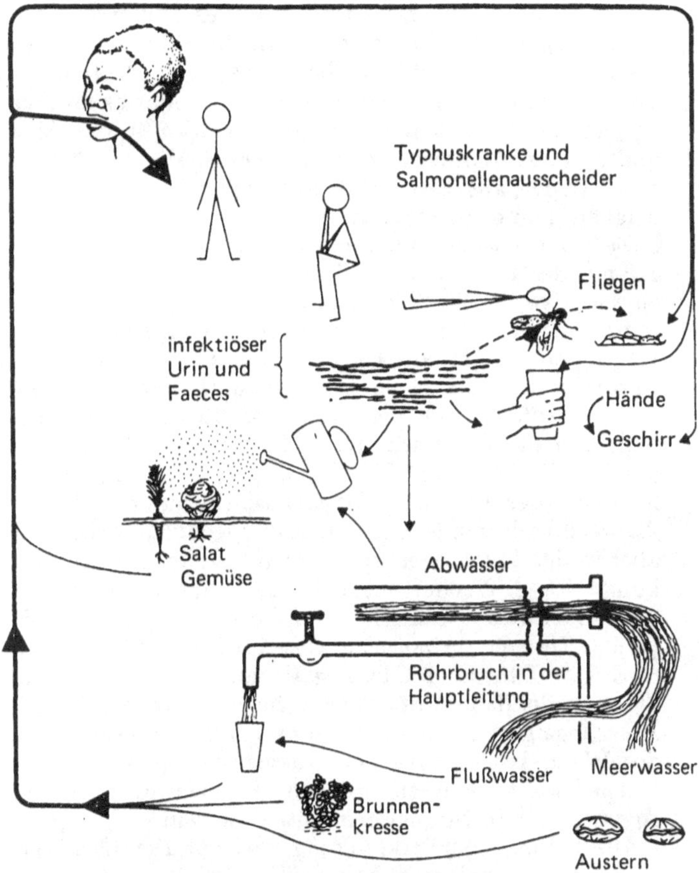

Abb. 34. Die Thyphus-Epidemiologie.

licher Krankheitsfall oder ein Keimträger. Anders als die übrigen Salmonellen, von denen es sehr viele pathogene Serotypen gibt, infiziert der Typhuserreger unter natürlichen Umständen keine Tiere. Typhus ist eine für den Menschen spezifische Erkrankung.

Geschieht die perorale Aufnahme des Erregers unter Bedingungen, die ihm einen gewissen Schutz vor der normalen Abwehr durch die Magensäure bieten, so siedelt er sich im Lymphgewebe des Dünndarms an und vermehrt sich. Es kommt zu einer Invasion in das Blut und zu einer Bakteriämie. In diesem Stadium läßt sich der Erreger aus dem Blut isolieren. Die Leber wird befallen, und es ist möglich, daß der Keim in der Gallenblase einen lokalen Infektionsherd bildet. Mit der Galle gelangt der Erreger wieder in den Darm, und dort folgt eine aktive Proliferationsphase im Lymphgewebe, die mit der Entstehung länglicher, oberflächlicher Geschwüre verbunden ist. In diesem Stadium sind die Typhusbakterien in großer Menge im Stuhl enthalten. Die Niere kann ebenfalls von der Allgemeininfektion betroffen sein, und die Bakterien treten dann vereinzelt im Urin auf. Im Frühstadium der Krankheit (1. und 2. Woche) läßt sich der Erreger u. U. aus Blutkulturen isolieren. Aus Stuhlkulturen ist eine Isolierung jederzeit, besonders aber in der Mitte oder in späteren Stadien der Erkrankung (2.—3. Woche) möglich. Ein Agglutinationstest zum Nachweis spezifischer Antikörper gegen *S. typhi* (Widal-Test) ergibt normalerweise im Frühstadium einen niedrigen Titer oder fällt negativ aus. In den späteren Stadien oder danach findet man einen „steigenden Titer“. Allerdings gibt es Schwierigkeiten bei der Interpretation des Widal-Tests, die seinen Aussagewert einschränken; beispielsweise können geringe Konzentrationen an Agglutininen in Normalseren enthalten sein.

Die Schwere der Erkrankung variiert. Der klassische Fall ist eine schwere Erkrankung mit auszehrendem Fieber, Roseolen (rote Flecken der Haut), Unterleibsbeschwerden sowie verschiedene Komplikationen. Die Krankheit kann tödlich verlaufen. Genesende Patienten können den Erreger oft noch einige Wochen lang ausscheiden. Es gibt chronische Träger, die die Erreger unregelmäßig und für unbegrenzte Zeit ausscheiden. Obwohl *S. typhi in vitro* gegen verschiedene Antibiotika empfindlich ist, erzielt man die zuverlässigsten Behandlungserfolge mit Chloramphenicol. Es ist beunruhigend, daß man vor kurzem einige Chloramphenicol-resistente Stämme entdeckt hat. Manchmal findet auch Ampicillin Verwendung.

9.3. *Peroral übertragene Virusinfektionen*

Zwei Viren sind in diesem Zusammenhang besonders erwähnenswert. Es handelt sich um das Virus der infektiösen Hepatitis A und um das Poliovirus.

9.3.1. *Virushepatitis*

Es gibt die zwei Formen A und B. Von Hèpatitis B war auf S. 110 die Rede. Das Virus der Hepatitis A wird peroral übertragen und verbreitet sich als Schmierinfektion oder indirekt über Lebensmittel, die durch erkrankte Personen oder genesene Träger kontaminiert worden sind. Die Inkubationsphase der Hepatitis A ist kürzer als die der Hepatitis B, kann aber trotzdem recht lang sein (15—40 Tage); der Stuhl einer infizierten Person kann über ein Jahr lang infektiös bleiben. Die Schwere der Erkrankung variiert. Sie kann sich in Form eines unangenehmen subakuten oder akuten Fiebers äußern, das von Anorexie (Appetitlosigkeit) und Übelkeit begleitet ist. Das Virus greift die Leber an, und es kommt zur Gelbsucht. Die Krankheit gilt als Risiko für Fernostreisende. Es ist bekannt, daß menschliches Gammaglobulin einen wirksamen passiven Schutz bietet, der einige Monate anhält.

9.3.2. *Poliomyelitis*

Es gibt drei Poliovirustypen (1, 2, 3), die sich immunologisch unterscheiden. Sie sind Enteroviren, die oral aufgenommen werden und sich im Lymphgewebe des Rachenraums oder des Darms ansiedeln; die Vermehrung der Viren kann dann zu einer Virämie (Viren im Blut) führen. All dies kann unbemerkt vorübergehen. Bei einem kleinen Teil der Infektionen führt das Virus jedoch zu einer Schädigung des Zentralnervensystems, die unterschiedliche Lähmungen zur Folge haben kann. Die Übertragung geschieht als Schmierinfektion von Mensch zu Mensch. In einer Gemeinschaft ungeimpfter Personen baut sich ein riesiges Infektionsreservoir auf. Es besteht größtenteils aus Menschen, die früher irgendwann einmal eine subklinische Infektion hatten, und es gibt außerdem immer wieder Kranke und genesende Überträger. Mit der Zeit wächst die Wahrscheinlichkeit, daß die endemische Erkrankung bevorzugt ungeimpfte junge Menschen und ungeimpfte Besucher trifft. Daher nannte man die Polyomyelitis früher auch Kinderlähmung, und gegenwärtig ist sie ein Risiko für Reisende in unterentwickelte Länder. Die Polio-Impfstoffe werden auf den Seiten 202—207 erwähnt.

9.4. *Über die infektiöse Dosis von Darm-pathogenen Bakterien*

9.4.1. *Mit niedriger Erregerdosis verbundene Infektionen*

Einige Erreger sind speziell dazu in der Lage, in relativ geringen Mengen eine Infektion herbeizuführen. Sie können auch Sekundärerkrankungen hervorrufen, wenn sie über die Hände oder passiv durch Speisen oder Getränke übertragen werden. Die Bakterienruhr ist ein recht überzeugendes Beispiel einer Schmierinfektion, die durch Hand-Mund-Kontakt und manchmal durch indirekten Kontakt entsteht, wobei aber die Ansteckung durch Speisen und Getränke nicht typisch ist. Eine Infektionsgefahr bei relativ niedrigen Erregerdosen besteht des weiteren für Typhus und für einige Fälle der *Escherichia-coli*-Gastroenteritis. Diese akute und gefährliche Erkrankung trifft im typischen Fall Kinder und wird durch sog. enteropathogene *Esch.-coli*-Stämme verursacht.

Im Stadium unserer gegenwärtigen Unkenntnis lassen sich diese Krankheiten in einer Gruppe zusammenfassen, die durch das Merkmal der Infektiosität durch Hand-Mund-Kontakt oder durch „passive Übertragung" über Speisen und Getränke gekennzeichnet ist. Dennoch würden alle, die klinischen Bakteriologen, die Kliniker und die Epidemiologen einig sein, daß diese Krankheiten sehr verschieden sind. Der Begriff „passive Übertragung" soll in diesem Zusammenhang hervorheben, daß es sich um einen Transfer ohne Vermehrung der Erreger im Transportmedium handelt. Allerdings kommt es in Lebensmitteln bestimmt zu einer Vermehrung der Erreger, und die Dosis kann dadurch sogar gefährlicher werden.

Es ist charakteristisch für Infektionen des Magen-Darm-Trakts, die durch geringe Erregerdosen übertragen werden, daß sie schlecht unter Kontrolle zu bringen sind und die Tendenz haben, sich trotz moderner Toilettenanlagen über Sekundärfälle auszubreiten. Unsere mangelnde Vorsicht in diesem Zusammenhang ist beklagenswert, und sowohl die Konstruktion als auch die Benutzung der „modernen" Toilettenanlagen läßt keine angemessene Berücksichtigung hygienischer Prinzipien erkennen (s. Abb. 32, S. 126). Dies trifft auch für unser Verpflegungswesen zu.

9.4.2. Mit höheren Erregerdosen verbundene Infektionen

Zu den Infektionen, die anscheinend unter bestimmten Bedingungen durch Erregerdosen mittlerer Höhe ausgelöst werden, gehören Bruzellose, Cholera und die durch *Vibrio parahaemolyticus* verursachte Lebensmittelvergiftung (S. 147). Die jeweiligen Transportmedien sind Milch, Wasser und Fisch. Man muß berücksichtigen, daß diese mit quantitativ beachtlichen Erregerdosen verbundenen Krankheiten durch ihre Transportmedien

„aktiv übertragen" werden. Die Krankheiten treten auf, wenn eine ziemlich hohe Erregerdosis übertragen wird. Sie lassen sich aber relativ leicht durch einfache Hygieneverfahren wie Pasteurisieren, Abwasserkanalisation und kühle Lagerung unter Kontrolle halten.

9.4.3. *Mit sehr hohen Erregerdosen verbundene Infektionen*

Von diesen Infektionen wird im folgenden Kapitel über Lebensmittelvergiftung die Rede sein.

9.5. *Eine Bemerkung über das Wasser*

Die wichtigste Voraussetzung für die Verhütung gastrointestinaler und anderer Erkrankungen bildet eine abgesicherte, intakte Wasserversorgung. Die Filtration und Chlorierung des Trinkwassers sind unerläßliche Vorsichtsmaßnahmen. Bei der bakteriologischen Routineuntersuchung des Wassers macht man sich im allgemeinen nicht die Mühe, einen spezifischen Krankheitserreger zu isolieren und zu identifizieren. Vielmehr zählen die Bakteriologen die in einer Stichprobe enthaltenen coliformen Bakterien aus und bestimmen den Anteil typischer *Esch.-coli*-Bakterien. Von letzteren nimmt man an, daß sie aus tierischen oder menschlichen Fäkalien stammen. Deshalb sind sie ein guter Indikator für das Ausmaß einer potentiell gefährlichen Verunreinigung des Wassers.

Wasser und Nässe sind die Sorge der Bakteriologen, die sich mit Krankheiten befassen. Typhus und Cholera sind klassische Beispiele für Infektionen, die durch das Wasser übertragen werden (S. 127). Es gibt jedoch noch weitere potentielle Gefahren, die mit dem Wasser verbunden sind. Während trockene Materialien im allgemeinen gegen mikrobiellen Angriff gefeit sind, unterliegen feuchte Stoffe der Zersetzung, wenn nicht durch Salze, Zucker oder andere Substanzen Bedingungen geschaffen werden, die mikrobielles Wachstum verhindern. Darüber hinaus können Mikroorganismen auf nassen Oberflächen in Toiletten oder Küchen und in nassen Bereichen von Stationsräumen überleben und können zu einer ernsten Gefahr für neue Wirte werden. Trockene Haut bildet eine ziemlich wirksame Barriere gegen Bakterien, „wasserdurchtränkte“ Haut dagegen kann von Pilzen, Bakterien, Spirochäten und Viren angegriffen werden. Einer der Hauptfaktoren bei der Kontrolle von Infektionsmöglichkeiten für Patienten mit Verbrennungen ist die Anfälligkeit nässender Oberflächen für mikrobielle Besiedlung.

10. Bakterielle Lebensmittelvergiftung

Bei der bakteriellen Lebensmittelvergiftung handelt es sich um eine akute Gastroenteritis. Sie tritt infolge eines Verzehrs von Speisen oder Getränken auf, die durch bestimmte Bakterien oder deren toxische Produkte kontaminiert sind (Tab. 11).

Tabelle 11.

Die prozentuale Beteiligung bestimmter Bakterien an Lebensmittelvergiftungen in den Jahren 1969–1973 in England[1]) (s. E. Vernon und H. E. Tillett).

Bakterien	%
Salmonellen (speziell *S. typhimurium*)	ca. 80
Clostridium welchii	ca. 15
Staphylococcus aureus	ca. 4
Escherichia coli	1–2
Bacillus cereus	ca. 0,5
Vibrio parahaemolyticus	wenige Fälle
Streptococcus faecalis	wenige Fälle
Clostridium botulinum	0

[1]) Die Werte wurden aus den PHLS-Berichten entnommen und beziehen sich auf 40000 Fälle, für die ein Befund über die bakterielle Ursache vorlag: Es gibt viele Fälle von Lebensmittelvergiftung, für die kein Befund über die bakterielle Ursache vorliegt.

Eine Reihe von Infektionen wie Typhus, Cholera und sogar Ruhr können durch Speisen oder Getränke übertragen werden, aber der Begriff Lebensmittelvergiftung bezieht sich normalerweise nicht auf diese spezifischen Infektionen. Sie sind in Tab. 12 verzeichnet und in

Tab. 13 mit einbezogen. Es gibt noch mehr Bakterien, die den Verderb oder die Zersetzung von Lebensmitteln bewirken, aber nicht in charakteristischer Weise mit einer Erkrankung verbunden sind. Diese lebensmittelverderbenden Bakterien werden hier nicht behandelt.

Tabelle 12.

Spezifische Erkrankungen, die durch Nahrung, Milch oder Wasser übertragen werden können.

Typhus und Paratyphus	
Bruzellose (Bang'sche Erkrankung, Maltafieber)	
Bakterienruhr (wird häufiger durch direkten oder indirekten Transfer übertragen)	
Q-Fieber (*Coxiella burnetii*)	
Cholera	
Tuberkulose (einige Formen)	
Virushepatitis A (infektiöse Gelbsucht)	
Enterovirus-Erkrankungen (entstehen andernfalls häufig durch aerogenen Transfer)	Polioviren ECHO-Viren Coxsackieviren

Mit dem Wandel unserer Lebensgewohnheiten werden neue Pathogenitätsmechanismen der Mikroorganismen deutlich. Es ist ziemlich wahrscheinlich, daß ein großer Teil unserer Nahrung durch verschiedene Mikroorganismen kontaminiert ist, aber die Erregerdosis, die eine beliebige Person zu sich nimmt, dürfte im allgemeinen gering sein. Wenn die Bakterien jedoch die Gelegenheit haben, sich in Lebensmitteln zu vermehren, kann die Erregerdosis sehr hoch werden (Abb. 35).

Da wir die Massenzubereitung von Speisen und demzufolge auch eine Massenhandhabung und -aufbereitung unserer Nahrungsmittel akzeptieren, müssen die Normen der Lebensmittelhygiene streng eingehalten werden. Heute sind viele Kantinen, Lebensmittelgeschäfte und häusliche Küchen beheizt und unterscheiden sich stark

Tabelle 13

Ein kurzer Leitfaden für die Merkmale der Erreger verschiedener Krankheiten, die durch Lebensmittel übertragen werden

Krankheit	**Übertragung**	**erforderliche infektiöse Dosis**	**invasives Verhalten**	**bekannter toxischer Effekt*)**
Bakterienruhr	Hand-Mund-Kontakt	+	lokal	–
Typhus	„passiv" durch Wasser, Milch oder Lebensmittel	+	allgemein	– †)
Escherichia-coli-Gastroenteritis	?passiv durch Lebensmittel	?+, ++ oder +++	lokal oder negativ**)	– oder + (*in vivo*)
Bruzellose	Milch oder	++	allgemein	–
Cholera	Wasser	++	–	+ (*in vivo*)
Vibrio-parahaemolyticus-Lebensmittelvergiftung	„aktiv" durch Lebensmittel	++	–	+ (*in vivo*)
Salmonella-Lebensmittelvergiftung	Vermehrungsphase in der Nahrung oder Milch	+++	lokal ‡)	– †)
Clostridium-welchii-Lebensmittelvergiftung	Vermehrungsphase in der Nahrung	+++	–	+ (*in vivo*)

(Fortsetzung Tabelle 13)

Krankheit	Übertragung	erforderliche infektiöse Dosis	invasives Verhalten	bekannter toxischer Effekt*)
Staphylokokken-Lebensmittelvergiftung	Vermehrungsphase in der Nahrung oder Milch	–	–	++ (EXO) (N)
Bacillus-cereus-Lebensmittelvergiftung	Vermehrungsphase in der Nahrung	–	–	++ (EXO)
Botulismus	Vermehrungsphase in der Nahrung	–	–	+++ (EXO) (N)

*) *in vivo* bedeutet in diesem Zusammenhang, daß das Toxin im Darm freigesetzt wird, EXO, daß ein bekanntes Exotoxin nachweisbar ist und N steht für Neurotoxinwirkung.

†) Die Endotoxine verschiedener pathogener, gramnegativer Bakterien wirken toxisch, aber die Pathogenität dieser Mikroorganismen beruht nicht allein auf ihrer Toxinbildung.

‡ Einige der lebensmittelvergiftenden Salmonellen, insbesondere *Salmonella typhimurium*, verhalten sich gelegentlich invasiv.

**) Bei Neugeborenen und Kleinkindern kann sich *Escherichia coli* stark invasiv verhalten.

– bedeutet negativ oder nicht nachgewiesen

+, ++, +++ bedeutet zunehmende Menge lebensfähiger Erreger (Erregerdosis) oder zunehmende Stärke der toxischen Dosis von den kalten Spülküchen früherer Zeiten. Eine Vermehrung von Bakterien läßt sich nur verhindern, indem man geeignete Kühl- und Gefriermöglichkeiten schafft. In jedem Haushalt verwendet man Fertiggerichte, und in jedem Haushalt sollte ein Kühlschrank zur Verfügung stehen, in dem sich die für bakterielle Kontamination und Vermehrung so anfälligen Produkte lagern lassen.

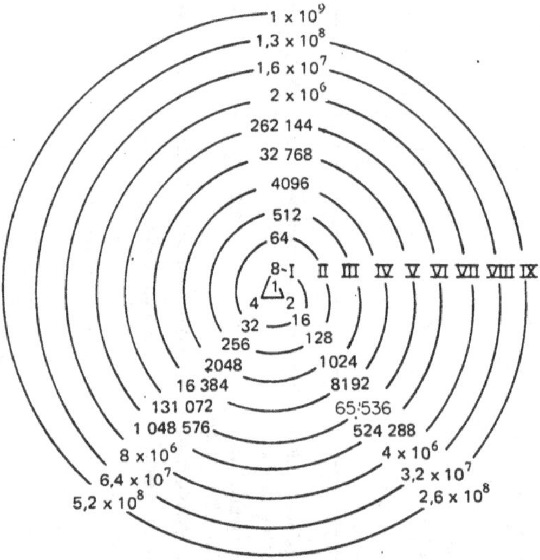

Abb. 35. Eine „bakteriologische Uhr" auf Basis einer Generationszeit von 20 Min. Die spiralig vom Zentrum ausgehenden arabischen Ziffern geben den Anstieg der Keimzahl in 20-Min.-Intervallen an. Die römischen Ziffern geben die Zeit in Stunden an – Collee (1974)

Einige Mikroorganismen, wie *Clostridium botulinum* Typ E, können bei niedrigen Temperaturen wachsen und ein letal wirkendes Toxin bilden. Eine Reihe psychrophiler, lebensmittelverderbender Mikroorganismen kann aber auch im Kühlschrank wachsen. Wir wollen uns jedoch jetzt auf die häufigeren Formen der Lebensmittelvergiftung konzentrieren.

Bakterienwuchs und Toxinbildung sind abhängig von Zeit und Temperatur. Folgende Punkte sollten unbedingt beachtet werden:

1. Einige rohe Nahrungsmittel, wie z. B. Milch, und viele gekochte Speisen oder Fertiggerichte können ein gutes Kulturmedium sein, sofern in ihnen das für bakterielles Wachstum nötige Wasser enthalten ist.

2. Extreme Temperaturen wirken am oberen Ende des Thermometers tödlich, nicht aber am unteren Ende der Thermometerskala (Abb. 36).

3. Bakteriensporen überleben das Erhitzen oft, ein „Hitzeschock“ kann ihre Auskeimung auslösen.

4. Das Eindringen der Hitze in große Speisemengen sowie die nachfolgende Abkühlung erfordern Zeit, und während dieser Prozesse befindet sich die Nahrung in einer „Inkubationsgefahrenzone“, die eine rasche Vermehrung von Bakterien ermöglicht.

Die Begleiterscheinungen verschiedener durch die Nahrung übertragener Erkrankungen sind in Tab. 12 verzeichnet, der folgende Text stellt eine starke Vereinfachung dar. Es besteht die Tendenz, den Begriff „bakterielle Lebensmittelvergiftung“ ausschließlich für Fälle zu verwenden, in denen eine starke Vermehrung von Bakterien in Speisen oder Getränken möglich war, so daß sich eine bakterielle Kontamination zu einer effektiven Dosis — im infektiösen oder toxischen Sinn — entwickeln konnte (Abb. 37). Demzufolge lassen sich die bekannten Lebensmittelvergiftungssyndrome als infektiös oder toxisch einstufen, wenngleich eine dritte Gruppe existiert, in der ein anfänglich infektiöses Stadium von einer Toxinfreisetzung im Darm gefolgt wird.

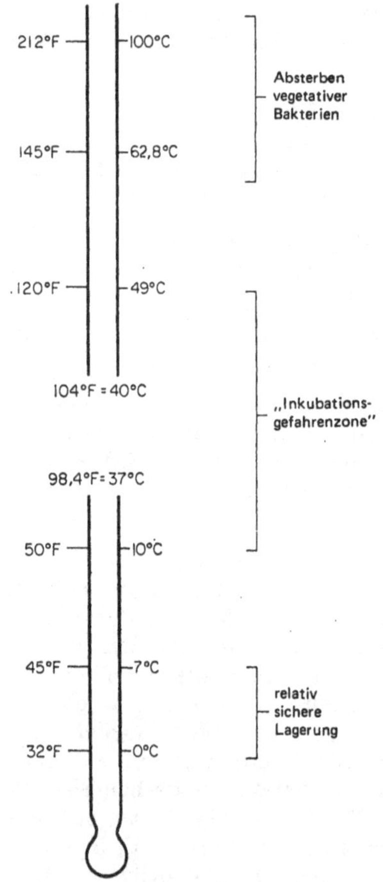

Abb. 36. Lagerungstemperaturen und das mit ihnen verbundene Risiko einer Vermehrung mesophiler Bakterien in der Nahrung – COLLEE (1974).

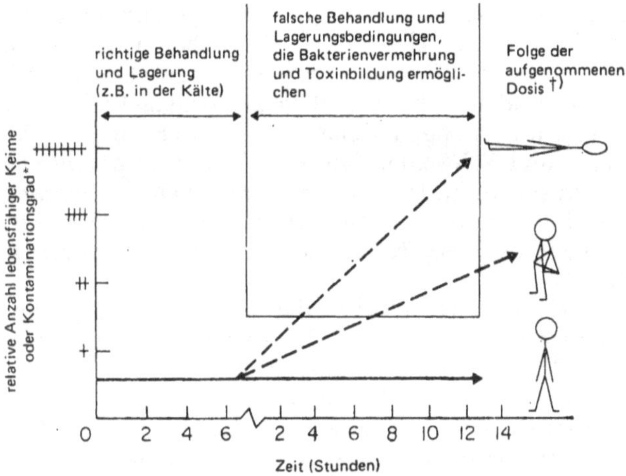

Abb. 37. Einfluß von Zeit und Temperatur auf die Vermehrung von Kontaminationskeimen in der Nahrung.
* Es erfolgt ein logarithmischer Anstieg der durch den Kontaminationsgrad vorgegebenen Keimzahl (s. Abb. 35).
† In manchen Fällen hängt die Ausprägung der Erkrankung von der Höhe der Erregerdosis ab (vgl. Tab. 12).

10.1. *Die infektiöse Form*

Die klassischen Erreger dieser Form von Lebensmittelvergiftung sind Angehörige der Gattung *Salmonella.* Eine Ausnahme bildet das Typhusbakterium (*S. typhi*), das spezifisch beim Menschen den Unterleibstyphus (S. 127) hervorruft und Tiere nicht infiziert. Eine große Zahl anderer Salmonellen jedoch ruft natürliche Infektionen bei vielen Arten von Säugetieren und Vögeln hervor. Einige dieser Erreger verursachen regelmäßig Lebensmittelvergiftungen beim Menschen. Nagetiere gelten allgemein als Salmonellenüberträger, und *S. typhimurium,* der Erreger des „Mäusetyphus“, ist beispielsweise die *häufigste erwiesene Alleinursache bak-*

terieller Lebensmittelvergiftungen in Großbritannien. Die letzte Ursache des Übels ist im typischen Fall ein infiziertes Säugetier oder ein infizierter Vogel, ein menschlicher Krankheitsfall oder Salmonellenausscheider. Die wichtigsten tierischen Salmonellenreservoire sind Rinder, Geflügel und Schweine. Ein Tier, das kein potentielles Risiko in sich birgt, läßt sich schwer nennen. Die umfangreiche Liste tierischer Infektionsquellen umfaßt afrikanische Eidechsen, Küchenschaben und eine persische Krähe.

Die Massenaufbereitung der Nahrung und ihrer Inhaltsstoffe, zu der eine Lebensmittelversorgung in großem Maßstab hinzukommt, sowie unsere Abhängigkeit von intensiver Viehzucht haben zur Folge, daß wir und unsere Tiere in steigendem Maße von Salmonelleninfektionen bedroht sind. Eier und Eiprodukte können Salmonellen enthalten, und importierte Eimasse muß pasteurisiert werden. Latent beim Rind vorhandene Salmonelleninfektionen können unter den Streßbedingungen des Kalbens ausbrechen oder infolge des wenig Rücksicht nehmenden Viehtransportes, bei dem Kälber häufig erkranken. Die Kontamination von Einstellboxen auf dem Markt oder auf Schlachthöfen ist ein alltägliches Ereignis. Da beim Rind häufig Infektionen vorkommen, ist die Pasteurisierung der Milch eine für den Menschen notwendige Vorsichtsmaßnahme. Importierte tierische Produkte, die als Düngemittel oder Viehfutter Verwendung finden, sind häufig mit Salmonellen verseucht. Eine verstärkte Kontrolle auf diesem Sektor ist angebracht.

Wird ein Nahrungsmittel, wie z. B. gekochtes Dosenfleisch, durch Salmonellen kontaminiert und unter warmen Bedingungen aufbewahrt, so bilden sich große Mengen von Salmonellen. Die Nahrung wird für den Menschen infektiös. Beim Verzehr gelangt eine ausreichende Menge durch die Magensäurebarriere. Eine Inkubationszeit von etwa einem Tag ist nötig, in deren Verlauf sich die Erreger im Dünndarm weiter vermehren.

Anschließend entwickeln sich die Symptome und Anzeichen einer akuten Gastroenteritis — Übelkeit, Erbrechen, Durchfall, Magenschmerzen und Fieber.

Die Schwere der beim Menschen hervorgerufenen Erkrankung ist verschieden. Sie kann im Grunde symptomlos verlaufen; häufig entwickelt sie sich zu einem sehr ernsten Fall. Sie kann explosionsartig ausbrechen und kann tödlich verlaufen. Der Erreger erscheint im Stuhl der erkrankten Personen. Aber auch symptomlose *Keimträger*, die früher eine festgestellte Erkrankung hatten oder nicht wissen, daß sie mit einem Darmpathogenen Erreger infiziert sind, können ihn mit den Faeces ausscheiden.

Die Isolierung und Identifizierung der Salmonellen erfordert eine komplizierte Folge bakteriologischer und serologischer Verfahren. Hunderte von Salmonellentypen lassen sich heute unterscheiden. Die exakte Identifizierung des jeweiligen Typs ist notwendig, wenn die für einen Ausbruch verantwortliche Infektionsquelle aufgefunden werden soll. Obwohl diese Vielfältigkeit der heute existierenden Typen auf den ersten Blick als ein Nachteil erscheint, ermöglicht sie dem Labor die Spurensicherung jedes einzelnen Krankheitsausbruchs. Dies bedeutet für Epidemiologen und Gesundheitsämter eine echte Hilfe.

10.2. Toxische Formen

Staphylococcus aureus, der sich in der Nahrung vermehrt, kann ein starkes Toxin bilden. Es gibt fünf serologisch unterscheidbare Staphylokokkenenterotoxine A, B, C, D, E. Beim Verzehr wird bereits gebildetes Toxin resorbiert und führt innerhalb kurzer Zeit zu akuten Symptomen, die in Schwindelgefühl, Übelkeit, Erbrechen, Durchfall und Kollaps bestehen.

Staphylokokken sind salztoleranter als die meisten anderen Menschen-pathogenen Bakterien. Deshalb können sie auf gesalzenem gekochten Fleisch und Pökelfleisch wachsen. Angemachtes Hackfleisch ist auch häufig mit Lebensmittelvergiftungen durch Staphylokokken verbunden. Weitere hierfür in Frage kommende Speisen sind Pudding und Milchprodukte.

Die Staphylokokken können von der Hand eines Lebensmittelhändlers, die infiziert oder durch Staphylokokken aus seiner Nase kontaminiert ist, in die Nahrungsmittel gelangen. Die Erreger können auch von tierischen Quellen wie Kühen stammen, obgleich die Pasteurisierung der Milch dieses Risiko vermindert. Deshalb rühren Staphylokokken meist von menschlichen Infektionsquellen her.

Eine durch Staphylokokken verursachte Lebensmittelvergiftung ist eine sehr akute und unangenehme Erkrankung; sie ist für etwa 1—4% aller Fälle verantwortlich. Die Lebensmittelhändler müssen einsehen, daß viele Menschen diesen potentiell gefährlichen Organismus an sich tragen, und sie müssen dafür sorgen, daß Lebensmittel nicht unter Bedingungen gelagert werden, die den Staphylokokken Vermehrung und Toxinbildung ermöglichen.

Es steht fest, daß Personen mit Staphylokokkeninfektionen wie Furunkeln und Nagelgeschwüren auf keinen Fall mit Lebensmitteln in Berührung kommen dürfen. Durch wasserdichte, eng anliegende Pflaster läßt sich eine Durchnässung verhindern. Luftdurchlässige Sorten dagegen sind so beschaffen, daß große Mengen der Erreger verbreitet werden. Da luftdurchlässige Kleidung den Heilungsprozeß unterstützt, ist der einzige Ausweg ein Fernbleiben von der Arbeit, bis die Wunde ausgeheilt ist. Hieraus ergeben sich viele ökonomische Probleme.

Von *Botulismus* werden Menschen und Tiere betroffen. Es handelt sich um eine Intoxikation infolge eines Verzehrs von Speisen oder Getränken, die bereits vorgebildetes Toxin enthalten. Nicht selten verläuft diese Erkrankung tödlich. Der Erreger ist ein anaerober, sporenbildender Bazillus, *Clostridium botulinum*. Es existieren mindestens 6 verschiedene Typen (A—F), und jeder Typ bildet ein immunologisch andersartiges Toxin; z. B. schützt das gegen den A-Typ gewonnene Antitoxin nicht gegen den B-Typ. Mit Hilfe derartiger Toxin-Neutralisationstests läßt sich eine Typisierung der Erreger oder des vorgebildeten Toxins durchführen. Die Erreger des menschlichen Botulismus gehören dem A- und B-Typ, die beide im Erdboden weitverbreitet sind, und dem E-Typ an, der in Verbindung mit Fisch und Meeresprodukten auftritt. Die Sporen sind gegenüber schädlichen Einflüssen wie Hitze oder Austrocknung resistent. Wenn der Erreger sich unter geeigneten Bedingungen in der Nahrung vermehrt, kann es zur Bildung von Botulinumtoxin kommen. Dieses starke Neuroxin verursacht verschiedene Lähmungen und Schädigungen des Nervensystems und ist mit einem charakteristischen klinischen Erscheinungsbild verknüpft.

Bacillus cereus ist ein weitverbreiteter aerober, sporenbildender Bazillus, der mit einer für Chinarestaurants typischen Form von Lebensmittelvergiftung verbunden ist. Dieser Erreger wächst auf Resten von gekochtem Reis und bildet ein Toxin, dessen Verzehr zum Ausbruch eines akuten Lebensmittelvergiftungssyndroms führt.

Vibrio parahaemolyticus ist ein halophiler (salzliebender) Mikroorganismus, der sich in warmem Meerwasser vermehrt. Er kann in ungekochtem Fisch ein Toxin bilden, das zu einer Lebensmittelvergiftung führt, wenn der Fisch roh verzehrt wird.

10.3. Eine toxisch-infektiöse Form

Clostridium welchii ist ein großer Bazillus, der sich nur in Abwesenheit von Sauerstoff vermehrt. Er wird durch Luftkontakt abgetötet, kann aber Sporen bilden, die überleben. Diese Sporen sind besonders hitzeresistent. Wenn sich solche Sporen im Fleisch befinden, überleben sie häufig den Kochprozeß. Das Fleisch garantiert den

Mikroorganismen ein anaerobes Milieu, und im Verlauf des Abkühlungsprozesses keimen die Sporen aus und vermehren sich. Auf diese Weise wird in wenigen Stunden ein hoher Titer (10^7—10^8 Keime pro ml) erreicht.

Das *Überleben* der Sporen wird durch eine anfängliche starke Kontamination sowie ein unzureichendes Eindringen der Hitze gewährleistet. Die *Keimung* wird durch einen Hitzeschock ausgelöst und durch die anaerobe Umgebung des gekochten Fleischs angeregt. Das *Wachstum* wird durch die Fülle an löslichen Nährstoffen in einer zunehmend anaeroben Umgebung beschleunigt. Ein verzögerter Abkühlungsprozeß, der sich über einen geeigneten Temperaturbereich erstreckt, ermöglicht rasche und wiederholte Teilungen der Bakterien. Die Opfer verzehren demzufolge eine Bouillonkultur, die Millionen lebensfähiger *Cl. welchii* enthält. Offensichtlich sporulieren die Erreger im Darm und setzen in diesem Stadium ein Enterotoxin frei. Die Bauchschmerz- und Durchfallsymptome treten 8—24 Std. nach dem Verzehr der Mahlzeit in Erscheinung.

Folgende Merkmale sind typisch für den Ausbruch einer Lebensmittelvergiftung durch *Cl. welchii*:

1. Normalerweise ist vorgekochtes oder in großen Mengen gekochtes Fleisch verzehrt worden.

2. Es vergeht eine Inkubationszeit von ca. 12 Std.

3. Die Symptome sind Bauchschmerzen und Durchfall. Fieber und Erbrechen sind nicht typisch.

4. Die Symptome klingen normalerweise nach 24—48 Std. ab.

5. Der Erreger läßt sich aus der betreffenden Speise und aus den Faeces des Befallenen isolieren.

Lebensmittelvergiftungen durch *Cl. welchii* treten oft im Zusammenhang mit Mahlzeiten auf, die in Schulen, Krankenhäusern und Kantinen ausgegeben werden.

10.4. Das Problem der Diagnose

Es war notwendig, die vorausgegangene Erörterung auf bestimmte bakterielle Erkrankungen zu beschränken und andere Erscheinungen, wie z. B. Abdominaltuberkulose, Streptokokkenerkrankung und Q-Fieber, die auch durch die Nahrung übertragen werden können, auszuklammern. Darüberhinaus muß ein praktischer Arzt Viren, Protozoen, Pilze, Algen und Chemikalien als mögliche Krankheitsursachen in Betracht ziehen, da diese ebenfalls gastrointestinale Beschwerden und Symptome erzeugen können. Die Differentialdiagnose ist kompliziert. Lebensmittelvergiftungen durch Staphylokokken sowie Botulismus können von klinischen Erscheinungen begleitet sein, die einen Schlaganfall oder eine Koronarthrombose vermuten lassen. Das Syndrom der Staphylokokken-Lebensmittelvergiftung kann durch eine als Winterbrechdurchfall bekannte Virusinfektion produziert werden. Eine rasche Diagnose ist lebenswichtig. Ferner ist ein effektiver epidemiologischer Informationsdienst, der die Kommunikation zwischen praktischen Ärzten, Klinikern und Gesundheitsämtern garantiert, wesentlich.

Weitere Forschung auf diesem Gebiet ist notwendig. Im Verlauf neuerer Untersuchungen der Gastroenteritis bei kleinen Kindern entdeckten Virologen eine verwirrende Vielzahl von Partikeln, die verschiedentlich als *Rheovirus*-artig, *Orbiviren*, *Rotaviren*, *Duoviren* und *Astroviren* bezeichnet werden. Während *Esch. coli* als bakterieller Krankheitserreger in diesem Zusammenhang als erwiesen gilt, werden in näherer Zukunft wahrscheinlich gewisse enteropathogene Viren genauer definiert werden. Dies könnte zu einer Erklärung für einige der vielen Durchfallerkrankungsfälle führen, die viele Züge einer Infektion tragen, gegenwärtig aber noch keinen Namen haben.

11. Zoonosen

Unter dieser Rubrik faßt man Krankheiten zusammen, die von Tieren auf den Menschen übertragen werden. Die Zusammenstellung in Tab. 14 sowie im folgenden Text erhebt keinen Anspruch auf Vollständigkeit, sondern soll im Hinblick auf Wirt-Parasit-Beziehungen einen Eindruck von der biologischen Vielseitigkeit sowie einigen Berufsrisiken vermitteln.

11.1. Pilzkrankheiten, die von Tieren auf den Menschen übertragen werden

Verschiedene tierische Mykosen können den Menschen befallen. Einfache Beispiele sind manche Hautflechten-Erkrankungen, die durch sowohl für den Menschen als auch für Tiere pathogene Dermatophyten verursacht werden. Man bezeichnet solche Pilze, die eine Affinität gegenüber Tieren aufweisen, als zoophil. Sie werden häufig durch direkten oder mittelbaren Kontakt auf Menschen, insbesondere Kinder, übertragen. Wenn sich z. B. Rinder an Pfählen reiben, können Pilze von Hautverletzungen auf Oberflächen gelangen, die geeignet sind, nachfolgend eine infektiöse Dosis in die Haut eines Landarbeiters oder Besuchers zu implantieren.

Tabelle 14.

Verschiedene Zoonosen, die durch Pilze, Bakterien, Spirochäten und Viren verursacht werden.

Krankheitserreger	tierische Infektionsquelle	menschliche Infektion
Dermatophyten	Nutztiere und Schoßtiere	Ringelflechte (Tinea)
Cryptococcus neoformans	Tauben	Europäische Blastomykose (Torulosis)
Bacillus anthracis	Pflanzenfresser	Milzbrand
Brucella spec. (*abortus*, *melitensis*, *suis*)	Schafe, Rinder, Ziegen, Schweine	Bruzellose
Salmonella spec. (*typhimurium*, *enteritidis*, *dublin* usw.)	Rinder, Geflügel, Schweine, Nagetiere und viele andere	Salmonellose (Lebensmittelvergiftung) und andere Syndrome
Mycobacterium bovis und *M. avium*	Rinder, Schweine	Tuberkulose (einige Formen)
Yersinia pestis	Ratten und andere Nagetiere	Pest
Leptospira spec.	Nagetiere, Hunde, Schweine	Leptospirose (Weil-Krankheit und andere Formen, z. B. Canicola-Fieber)
Rickettsia spec.	Arthropoden	Fleckfieber und ähnliche Fiebererkrankungen
Coxiella burnetii	Rinder, Schafe, Ziegen	Q-Fieber
Chlamydien	Vögel	Ornithose, Psittacose

(Fortsetzung Tabelle 14)

Krankheitserreger	tierische Infektionsquelle	menschliche Infektion
Vakziniavirus	Rinder	Kuhpocken
B-Virus (Herpesvirus simiae)	Affen	akute Lähmungserkrankung
LCM-Virus	Mäuse	lymphocytäre Choriomeningitis
Arboviren	verschiedene Wirbeltierarten — in Verschiedenen Arthropoden	Gelbfieber und andere Erkrankungen
Rabiesvirus	verschiedene Fleischfresser und Fledermäuse	Tollwut

11.2. Bakterielle Erkrankungen, die von Tieren auf den Menschen übertragen werden

11.2.1. Milzbrand

Diese Erkrankung ist das klassische Beispiel schlechthin. Es handelt sich um eine schwere Sepsis bei Pflanzenfressern. Der Milzbrandbazillus ist ein aerober, grampositiver Sporenbildner und hat die Form eines Stäbchens. Da seine Sporen sehr widerstandsfähig sind, können potentiell gefährliche Erregermengen auf verseuchtem Weideland, verseuchten Tierhäuten und -fellen oder in infizierten Tierknochen und Knochenmehl überleben. Eine Einschränkung des ersten Risikos erzielt man durch spezielle Gesetze, die die Anzeige der Milzbranderkrankung bei Tieren sowie die Abgabe der Tierleichen vorschreiben. Das zweite Risiko wird durch strenge Kontrollen des Imports von Tierfellen und -häuten minimal gehalten. Beispielsweise kann die Einfuhr für ein Land über einen einzigen Hafen verlaufen, in dem die entsprechenden Möglichkeiten für eine Desinfektion gegeben sind. Das dritte Risiko ist bekannt, und man trägt ihm durch bestimmte Verfahren Rechnung, indem man Knochenmehl z. B. autoklaviert. Da jedoch kein Zwang zu diesen Maßnahmen besteht, haben sich einige Bauern und Amateurgärtner den Milzbrand infolge eines Umgangs mit Knochenmehl zugezogen.

Wenn Sporen des Milzbrandbazillus in eine Schürfwunde der Haut gelangen, entwickelt sich eine „Pustula maligna“ mit schwarzem Schorf; die griechische Bezeichnung ist Anthrax und bedeutet Kohle. Wird in diesem Stadium nicht sofort eine Behandlung vorgenommen, dann verhalten sich die Erreger hochinvasiv und rufen eine tödliche Sepsis hervor. Diese Erkrankungsform nannte man bezeichnenderweise „Fellträger-Krankheit“. In der Zeit vor den „Fabrikgesetzen“

bekamen Wollsortierer Lungenmilzbrand, wenn sie die in der Luft vorhandenen Sporen einatmeten. Man bezeichnete diese Infektion als „Hadernkrankheit“.

11.2.2. Bruzellose

Bruzellen sind kleine ellipsoide, gramnegative Kurzstäbchen, die bei Schafen, Rindern, Ziegen und Schweinen Krankheiten verursachen. Der Mensch steckt sich im allgemeinen durch die Milch infizierter Kühe oder Ziegen, die Berührung infizierten Fleisches oder den Umgang mit infizierten Tieren an. Die beim Menschen hervorgerufene Erkrankung ist das undulierende Fieber — eine periodisch wiederkehrende Fieberkrankheit, die mit einer Reihe klinischer Begleiterscheinungen verbunden ist. Im typischen Fall tritt sie nach dem Genuß unpasteurisierter Milch auf — speziell von Ziegenmilch in den Küstenländern des Mittelmeers. Außerdem ist sie ein Berufsrisiko für Metzger, Bauern und Tierärzte — besonders wenn diese mit der Nachgeburt kalbender Kühe direkt in Berührung kommen. Diese Gewebe enthalten viel Erythrit, eine Verbindung, die das Wachstum der Bruzellen fördert und für deren Anreicherung in der tierischen, nicht aber in der menschlichen Placenta verantwortlich ist.

11.2.3. Salmonellose

Auf S. 143 wurde ausführlich über Salmonelleninfektionen und die zugehörigen tierischen Infektionsquellen berichtet, so daß die außerordentliche Bedeutung dieser von Tieren auf den Menschen übertragenen Infektionen klar sein dürfte. Es ist zu beachten, daß *Salmonella typhi* keinen anderen tierischen Wirt als den Menschen hat (S. 129).

11.2.4. Tuberkulose

Eng mit *Mycobacterium tuberculosis* verwandte Mykobakterien verursachen bei Rindern und Schweinen eine Tuberkulose-artige Krankheit. Diese Erreger können auch beim Menschen zur Erkrankung führen. Gewöhnlich tritt die Infektion infolge eines Verzehrs unpasteurisierter Milch infizierter Kühe ein, und es entwickelt sich deshalb beim Menschen eine Abdominaltuberkulose. Betroffen sind der Darm und die mesenterialen Lymphknoten sowie manchmal auch Beckenorgane oder Knochen und Gelenke. In Großbritannien erzielte man eine Einschränkung der Krankheit durch Tuberkulintests in den Herden und die Entfernung der infizierten Tiere sowie durch die Pasteurisierung der Milch. Die bei Rindern vorkommenden Stämme der Tuberkelbazillen können auch beim Menschen zu Lungentuberkulose führen, wenn die Erreger eingeatmet werden.

11.2.5. Pest

Der Pesterreger ist ein kleines ellipsoides, gramnegatives Kurzstäbchen, dessen Pole eine charakteristische Farbstoffaffinität aufweisen. Er ist für Ratten und Menschen pathogen. Man pflegte den Erreger als *Pasteurella pestis* zu bezeichnen, aber er wurde nun als *Yersinia pestis* klassifiziert. Die primären natürlichen Wirte sind Ratten und andere Nagetiere. Die endemische Infektion wird innerhalb der Population freilebender Nager durch die Flöhe dieser Tiere übertragen. Die Infektionsdichte und Ausbreitung nimmt mit der Vermehrung der Flohpopulation zu. Typische Überträger sind die Flöhe der Species *Xenopsylla.* Ihre Zahl zeigt unter günstigen lokalen Klimaverhältnissen einen jahreszeitlich bedingten Anstieg. Anschließend breitet sich die Krankheit von den wilden Nagetieren auf Ratten aus, die in enger Bindung an menschliche Behausungen leben, insbesondere die Hausratte, *Rattus rattus.* Werden diese Wirte infiziert, dann können einige Flöhe, die infiziertes Blut gesaugt haben, auf menschliche Wirte überspringen. Die Pestbakterien vermehren sich und blockieren das Oberschlundganglion des Flohs, so daß die Erreger beim nächsten Saugversuch in den neuen Wirt injiziert werden.

Anfänglich ist die Infektion in einer regionalen Lymphdrüse lokalisiert. Man bezeichnet den geschwollenen Knoten als Leistenbeule — daher der Ausdruck „Beulenpest“. In der Folge kann es zu einer Invasion mit dunklen Blutergüssen kommen — der „schwarze Tod“. Eine Beeinträchtigung der Atmung kann klinisch in Erscheinung treten, und die Krankheit kann auf die Lungen übergreifen. Unter diesen Bedingungen kommt es zu einer aerogenen Übertragung der Erreger auf andere Opfer, man bezeichnet diese Erkrankungsform als „Lungenpest“. In den Lehrbüchern wird insbesondere der Unterschied zwischen der Beulenpest und der Lungenpest hervorgehoben, aber Leute, die die Pest aus praktischer Erfahrung kennen, betonen, daß diese Krankheit ein ganzes Spektrum unterschiedlicher Syndrome variierenden Schweregrades hervorbringen kann.

11.2.6. Leptospirose

Spirochäten der Gattung *Leptospira* sind in der Natur weitverbreitet. Man faßt sie alle unter der Gruppenbezeichnung *L. interrogans* zusammen, wobei die saprophytischen (nicht pathogenen) Serotypen die Untergruppe *biflexa* bilden. Die pathogenen Serotypen, zu denen die früher als *L. canicola* und *L. icterohaemorrhagiae* bekannten Erreger zählen, leben in tierischen Wirten und können beim Menschen Krankheiten hervorrufen, die von leichter, fieberhafter Erkrankung mit Meningitis-artigen Erscheinungen bis zu einer gefährlichen, schweren Erkrankung mit hohem Fieber, Gelbsucht und hämorrhagischen Erscheinungen (Weil-Krankheit) reichen. Eine leichte, canicola-artige Erkrankung in Form einer vagen Unpäßlichkeit kann bei Schweinestallarbeitern und Menschen, die viel mit Hunden zu tun haben, auftreten: Schweine und Hunde kommen als natürliche Wirte in Frage. Allerdings sind kleinere Nagetiere viel weiter verbreitete und häufigere Wirte anderer pathogener Leptospiren. Sie bilden ein weltweites, bedeutendes

Infektionsreservoir. Zum Beispiel ist die Wanderratte der natürliche Wirt für den Serotyp *icterohaemorrhagiae*. Werden die Ratten durch solche Leptospiren infiziert, so scheiden sie die Erreger mit dem Urin aus. Die Infektion kann anschließend auf Menschen übergehen. Von derartigen Berufsrisiken sind Bergleute betroffen, die in feuchten Gruben arbeiten, in denen reichlich Ratten vorhanden sind, und Arbeiter in den nassen, von Nagetieren bewohnten Zuckerrohrfeldern.

11.3. Rickettsiosen und Coxiella-Infektionen, die auf den Menschen übertragen werden

Die Rickettsien sind eigentlich intrazelluläre Parasiten, deren Reservoir verschiedene Arthropoden, u. a. Läuse, Zecken und Milben bilden. Die Krankheit kann durch den Biß eines infizierten Arthropoden auf den Menschen übertragen werden. Eine andere Übertragungsmöglichkeit ist das „Einkratzen“ der Erreger aus den Arthropodenfaeces, wenn sich ein Mensch an der betroffenen Hautstelle kratzt. In Tab. 15 sind Beispiele für Menschenpathogene Rickettsien und ihre Arthropodenvektoren angegeben.

Tabelle 15.
Einige Beispiele pathogener Rickettsien und ihrer Arthropodenvektoren.

Infektiöses Agens	Arthropodenvektor	menschliche Erkrankung
R. prowazekii	Körperlaus	epidemisches Fleckfieber
R. moserii	Rattenfloh	endemisches Fleckfieber
R. rickettsii	Zecke	Felsengebirgsfieber
R. australis	Zecke	Queensland-Fieber
R. tsutsugamushi	Milbe	Tsutsugamushi-Fieber

Die Diagnose einer Rickettsiose basiert auf der Isolierung des Erregers im Laboratorium (ein möglicherweise riskantes Unternehmen) sowie auf dem serologischen

Nachweis komplementbindender Antikörper im Blut des Patienten. Einige Rickettsien haben Haptene mit bestimmten Varianten von *Proteus vulgaris* und *P. mirabilis* gemeinsam. So kann es vorkommen, daß das Serum eines an Rickettsiose erkrankten Patienten Agglutinine gegen diese Proteusbakterien enthält. Diese Tatsache bildet die Grundlage der Weil-Felix-Reaktion.

Das Q-Fieber wird durch ein als *Coxiella burnetii* bezeichnetes, Rickettsien-artiges Agens verursacht. Die Infektion mit dieser fieberhaften Erkrankung geschieht normalerweise durch Inhalation von infizierten Tröpfchen oder Staub, der durch Exkrete oder Sekrete infizierter Rinder, Schafe oder Ziegen kontaminiert ist. Das Agens ist schwach hitzeresistent, aber die normalen Pasteurisationsverfahren reichen aus, um die Erregerdosis auf ein nicht infektiöses Niveau zu reduzieren.

11.3.1. Ornithose

Unter diesem Allgemeinbegriff faßt man eine Gruppe von Erkrankungen zusammen, die durch Vögel übertragen werden, und deren Erreger die Chlamydien (S. 14) sind. Das klassische Beispiel ist die *Psittacose*, die bei Papageien und Wellensittichen vorkommt. Ähnliche Krankheiten treten bei Tauben, Geflügel und manchen Seevögeln auf. Beim Menschen kann Psittacose entstehen, wenn infektiöse Staubteilchen oder Tröpfchen eingeatmet werden. Es kann sich eine grippeähnliche Erkrankung und eine Form von Pneumonie entwickeln.

11.4. Viruserkrankungen, die von Tieren auf den Menschen übertragen werden

Ein klassisches Beispiel sind die *Kuhpocken*. Durch JENNERS Entwicklung der Vakzination wurde die Antigen-Verwandtschaft des Kuhpockenvirus mit dem Pockenvirus auf geniale Weise zum Vorteil der Menschheit genutzt. Während das Pockenvirus allgemein nicht bei Tieren vorkommt und sich diese Krankheit primär von Mensch zu Mensch verbreitet, kann das Kuhpockenvirus durch Kontakt von der Kuh auf die Hand des Melkers oder Landarbeiters übertragen werden. JENNER bemerkte, daß zuvor an Kuhpocken erkrankte Personen anschließend gegen Pocken resistent waren. Das heute für den Pockenschutz verwendete Virus leitet sich vom Kuhpockenvirus ab.

11.4.1. Das B-Virus

Ein für Affen pathogenes Herpesvirus (Herpesvirus simiae) kann durch Biß oder über andere Wege auf Menschen übertragen werden und zur Entwicklung einer schweren und möglicherweiser tödlichen Erkrankung des Nervensystems führen.

11.4.2. Lymphocytäre Choriomeningitis

Das Virus der *lymphocytären Choriomeningitis*, ein Arenavirus (ein Partikel, das einem Sandkorn gleicht), kommt bei Mäusen vor. Seine Übertragung auf den Menschen geschieht durch Staub, der durch Mäuseexkrete oder -sekrete kontaminiert ist und eingeatmet wird. Die Krankheit kann sich beim Menschen als Meningitis oder als fieberhafte Erkrankung mit respiratorischen Beschwerden und Symptomen äußern.

11.4.3. Die Arboviren

Unter diesem Oberbegriff faßt man eine Reihe wichtiger Virusgruppen zusammen, die alle *durch Arthropoden übertragen* werden. Die Viren vermehren sich in den Geweben der Arthropoden und werden dann übertragen, wenn die Arthropoden den Vertebratenwirt stechen. Zu dieser Gruppe gehören die Gelbfieberviren, eine Reihe von Enzephalitisviren, sowie einige mit sehr unterschiedlich schweren Fieberkrankheiten verbundene Viren.

Diese ökologische Zusammenstellung taxonomisch ganz verschiedener Viren kann irreführend sein. Die vorliegenden Ausführungen werden hier auf ein Beispiel beschränkt, wobei der Mensch ein wichtiger, möglicher Vertebratenwirt für eine Mücke ist, die ein gefährliches Virus überträgt. Es handelt sich um das Gelbfieber.

11.4.4. Gelbfieber

Das Gelbfiebervirus wird durch eine Mücke, *Aedes aegypti*, von einem Menschen auf den anderen übertragen. Die Krankheit variiert in ihrer Heftigkeit, aber die schwere Verlaufsform geht mit Gelbsucht einher, die auf einer Leberschädigung beruht. Sie kann rasch zum Tod führen. Auch Affenpopulationen sind stark von der Infektion betroffen, aber die Übertragung geschieht hier durch andere Mücken. Diese können gelegentlich auf Menschen treffen und die Krankheit auf diese Weise aus dem Waldbereich (sylvatische Phase) in den bewohnten Bereich (urbane Phase) bringen.

Eine wirksame Immunisierung gegen Gelbfieber läßt sich mit einem abgeschwächten Lebendvirus-Präparat erzielen und bietet für mindestens 10 Jahre Schutz.

11.4.5. Tollwut

Diese Krankheit wird durch den Biß eines befallenen Hundes oder Wolfs auf den Menschen übertragen. Eine weitere Infektionsquelle bilden Hauskatzen und andere Katzenarten. Auch diverse andere Tiere, u. a. Füchse, können infiziert sein. Das Virus kommt ferner bei blutsaugenden Fledermäusen in Südamerika vor und kann Rinder befallen, die von ihnen gebissen werden.

Das Virus gelangt von der Eintrittsstelle zum Zentralnervensystem. Die Erkrankung ist beim Menschen von unkontrollierten Deliriumsbewegungen sowie einer Unfähigkeit begleitet, Wasser ohne Würgen hinunterzuschlucken (daher die bildhafte Bezeichnung „Hydrophobie“ für dieses Symptom). In den befallenen Nervenzellen werden eosinophile Einschlußkörperchen (Negri-Körperchen) gebildet, die am besten in der Hippocampusregion des Gehirns zu erkennen sind. Hat sich die Krankheit einmal entwickelt, so verläuft sie immer tödlich.

Eine Verhütung der Krankheit erfordert strenge Quarantänemaßnahmen sowie die Ausrottung befallener Tiere. Wenn eine Person von einem vermutlich an Tollwut erkrankten Tier gebissen oder beleckt wurde, ist es wichtig, das Tier zur weiteren Beobachtung in Gewahrsam zu bringen und die Person durch eine Reihe aktiver und passiver Immunisierungsverfahren zu schützen.

12. Sterilisation, Desinfektion und Asepsis

Sterilität bedeutet totale Abwesenheit von Mikroorganismen — Protozoen, Pilzen, Bakterien und Viren. In der normalen klinischen Praxis läßt sie sich nur durch besondere Beachtung von Einzelheiten bei der Behandlung bestimmter Gegenstände erzielen. Häufig wird der Begriff falsch verwendet. Wirklich sterile Instrumente oder Gegenstände erhält man normalerweise durch Behandlung mit trockener Hitze von 160 °C für 1 Std. oder mit feuchter Hitze von 120 °C im Autoklaven für 15—20 Min., durch sorgfältig überwachte Röntgenbestrahlung, durch ein spezielles Begasungsverfahren mit Äthylenoxid oder durch bestimmte Formaldehyd- oder Glutaraldehydkonzentrationen unter definierten Bedingungen. Viele andere, in der klinischen Praxis regelmäßig angewendete Verfahren wirken desinfizierend, aber wenige andere sind geeignet, Sterilität zu garantieren.

Desinfektion bedeutet eine signifikante Verminderung der auf einem Gegenstand vorhandenen Keimzahl, wobei man insbesondere die Entfernung möglicher Krankheitserreger bezweckt. Antiseptika sind chemische Desinfektionsmittel, die mit lebenden Geweben in Berührung kommen dürfen, ohne sie übermäßig zu schädigen. Von solchen milden Desinfektionsmitteln kann man nicht erwarten, daß sie auf alle Formen von Mikroorganismen, einschließlich Bakteriensporen (die gegenüber manchen Chemikalien relativ widerstandsfähig sind), rasch und effektiv letal wirken.

Vorbehandlung der Haut für eine Operation

Es ist mit Sicherheit nicht möglich, die lebende Haut durch kurzfristige Anwendung eines Antiseptikums zu sterilisieren; z. B. inaktivieren sogar viele starke Desinfektionsmittel bestimmte pathogene Bakteriensporen nicht, die auf der Haut vorkommen können. Normalerweise kann sich ein Chirurg, ehe er seinen Einschnitt setzt, bestenfalls darum bemühen, die Menge der Kontaminations- und Kommensalenflora auf dem Hautbereich der Operationsstelle durch sorgfältige Reinigung zu verringern und anschließend erreichbare vegetative Bakterien durch Abreiben mit 70proz. Äthanol (oder besser 70proz. Isopropylalkohol) in Wasser zu inaktivieren. Man kann dem Alkohol ein weiteres Antiseptikum wie z. B. Chlorhexidin oder Jod zufügen, im wesentlichen wird eine rasche Abtötung der Keime jedoch durch den Alkohol bewirkt. Es ist wichtig, daß die 70proz. alkoholische Lösung *in Wasser* angesetzt wird.

12.1. Die üblichen medizinischen Anwendungsbereiche chemischer Antiseptika und Desinfektionsmittel

Die folgende Liste ist unvollständig, liefert aber eine Reihe von Beispielen für die gegenwärtig befolgten Methoden und Prinzipien.

1. für die Hautreinigung
a) Seife und Wasser
b) Reinigungspräparate wie Teepol oder Laurolin
c) quartäre Ammoniumverbindungen wie Cetrimide oder Benzylalkoniumchlorid (Abb. 38)

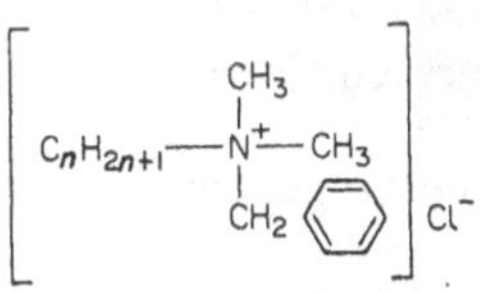

Abb. 38. Benzylalkoniumchlorid — eine quartäre Ammoniumverbindung ($n = 8-18$)

2. für eine sich allmählich verstärkende antibakterielle Wirkung auf der Haut
Hexachlorophen (unter geeigneten Vorsichtsmaßnahmen) (Abb. 40)

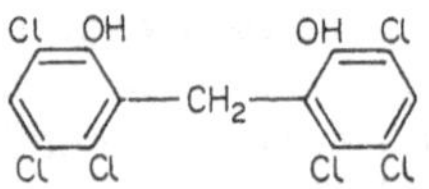

Abb. 39. Hexachlorophen.

3. für eine rasche, präoperative Hautdesinfektion
a) 70% Isopropylalkohol (oder 70% Äthanol) in Wasser + 1% Chlorhexidin (Abb. 40)
b) 2% Iod

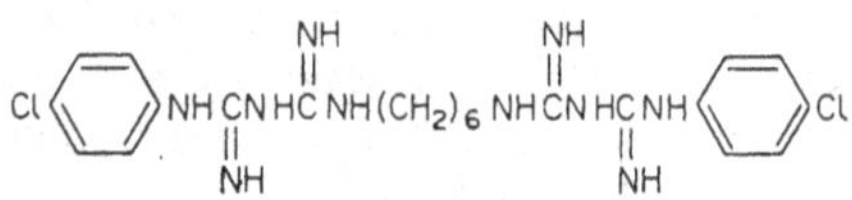

Abb. 40. Chlorhexidin.

4. für eine (beabsichtigte) länger anhaltende, präoperative Hautdesinfektion
Povidon-Iod-Kompressen

5. für die lokale Anwendung auf kontaminierten Geweben
a) Chlorxylenolsalbe (Dettol)
b) Chlorhexidinsalbe (Hibitan)
c) Cetrimidsalbe (Savlon)
d) Acridin- oder Rosanilinfarbstoffe (z. B. Flavin)

6. zur lokalen Anwendung auf infizierten Geweben
a) Chlorhexidin
b) Silbernitrat (für besondere Verbrennungsfälle)
c) Hypochloritlösung
d) Neomycin-Bacitracin (unter Vorsichtsmaßnahmen, da es sich um Antibiotika handelt)

7. Für die Desinfektion sauberen Trinkwassers
Chlor

8. Für die Desinfektion sauberer Oberflächen von Gegenständen
a) Hypochlorit in Detergens
b) 70% Äthanol in Wasser
c) 70% Isopropylalkohol in Wasser

9. Für die Desinfektion schmutziger Oberflächen, Fußböden, Toiletten usw. („Grobdesinfektion")
Kresole — Sudol, Lysol

Anmerkung

Phenol (Carbolsäure) (Abb. 41) ist toxisch, und seine antimikrobielle Wirkung nimmt bei Verdünnung sehr stark ab. Es findet keine Verwendung als allgemeines Desinfektionsmittel.

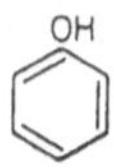

Abb. 41. Phenol.

Zu den phenolischen Desinfektionsmitteln gehören kresolhaltige Kohlenteerderivate (Abb. 42) wie Alkalysol und Parmetol. Sie sind für die Grobdesinfektion kontaminierter Oberflächen und Toiletten geeignet. Sie behalten ihre Aktivität in Gegenwart organischer Materie bei, jedoch sollte man an ihre mögliche Toxizität für den Menschen denken.

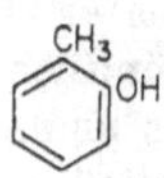

Abb. 42. *ortho*-Kresol.

Chlorxylenol-Antiseptika (Abb. 43) wie Dettol sind beliebt. Sie werden durch organische Materie inaktiviert und sind für eine Grobdesinfektion nicht geeignet. In diesem Zusammenhang werden sie häufig falsch angewendet — ein kostspieliges und wirkungsloses Unterfangen.

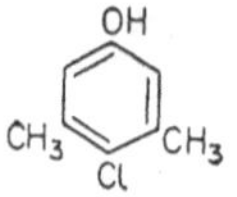

Abb. 43. Chlorxylenol.

10. Für die Sterilisation sauberer Instrumente, Apparate, Einrichtung usw.

a) gepufferte Glutaraldehydlösung (Abb. 44), z. B. Cidex

$$CHO{-}CH_2{-}CH_2{-}CH_2{-}CHO$$

Abb. 44. Glutaraldehyd.

b) Äthylenoxidgas (Abb. 46)

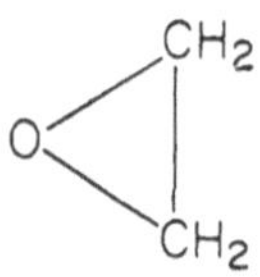

Abb. 45. Äthylenoxid.

12.2. Asepsis

Genau wie Vorbeugen besser als Heilen ist, so ist Asepsis besser als Antisepsis — und hierfür sind sterile Instrumente, sterile Kleidung und steriles Nahtmaterial erforderlich. Der Chirurg reinigt seine Hände so gründlich wie möglich, und er zieht Handschuhe an, da es keine andere Möglichkeit gibt, Hautbakterien auszuschließen. Kopfbedeckung, Maske, Operationsmantel, leichte Hosen und Stiefel dienen dem Zweck, die Keime des Chirurgen vom Patienten fernzuhalten, vorausgesetzt, die Maske hat eine keimdurchlässige Schicht und die Hosen sind in die Stiefel gezogen. Außerdem bemüht man sich, die Keime des Patienten durch verschiedene Vorrichtungen und sterile Tücher von der Operationsstelle fernzuhalten.

Die Mitglieder des Operationsteams bekommen der Reihe nach Masken und Kleidung angelegt, wobei man mit der nötigen Vorsicht der Möglichkeit Rechnung trägt, daß Erreger über die Luft in die Operationswunde gelangen können. Eine Ganzraumbelüftung soll eine Kontamination durch Luftzüge verhindern (Abb. 46 und 47). Laminarstrom-Belüftungssysteme können eben-

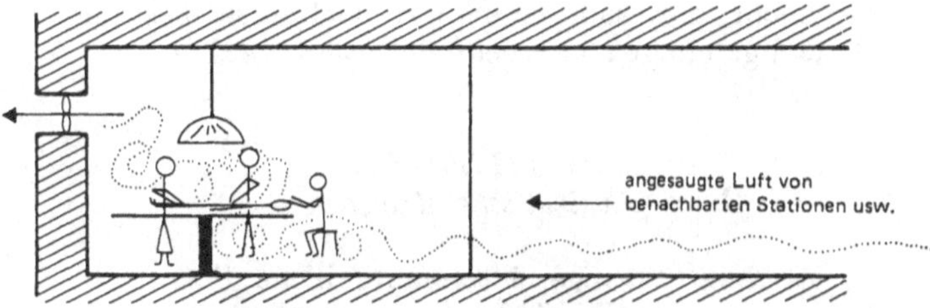

Abb. 46. Wie ein Operationssaal nicht belüftet werden sollte: Ein in Deckenhöhe angebrachtes Abzugsystem saugt kontaminierte Luft vom Fußboden und von angrenzenden Behandlungsräumen an.

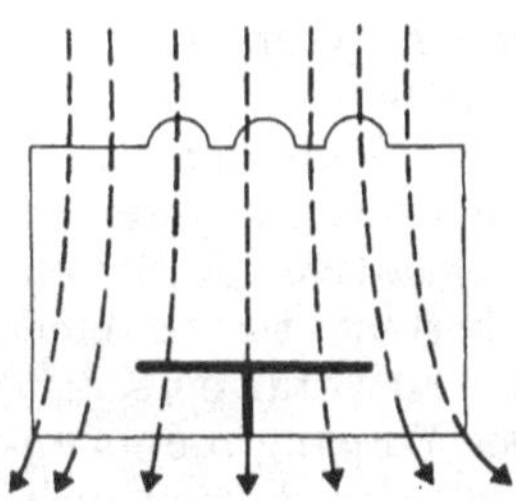

Abb. 47. Der Sinn des Ganzraumbelüftungsprinzips besteht in einer Zufuhr reiner Luft von oben, die in Höhe des Fußbodens wieder abströmt, wobei ein leicht positiver Druck im Operationssaal herrscht. Derzeit befinden sich Laminarstromapparate für die Belüftung begrenzter kritischer Bereiche in Entwicklung.

falls Verwendung finden. Kommerziell entworfene Operationsraumeinrichtungen stehen heute in Form vorgefertigter Einheiten zur Verfügung. Vor allen Dingen müssen die Instrumente und Geräte des Chirurgen steril sein (s. u.). In vielen Krankenhäusern gibt es eine Sterilisationszentrale, die für die Ausgabe steril abgepackter Operationsbestecke sowie die Versorgung mit kleineren Sterilpackungen — von der sterilen Spritze bis zum Besteck für die Notfall-Tracheotomie — zuständig ist. Außerdem sorgt die Zentrale dafür, daß kontaminierte Gegenstände unter angemessenen Sicherheitsvorkehrungen gesammelt und sortiert werden, und daß die nicht nur zum einmaligen Gebrauch bestimmten Artikel gereinigt und erneut sterilisiert werden.

12.3. Desinfektion und Sterilisation durch physikalische Methoden

Filtration. Flüssige, hitzeempfindliche Präparate wie Serum oder Antibiotikalösungen werden häufig durch Filtration „sterilisiert". Die Filter — z. B. *Seitzfilter* mit auswechselbaren Asbestscheiben — besitzen so kleine Poren, daß normale Bakterien darin zurückgehalten werden. Man beachte, daß *Viren die Filter passieren.* Bei vielen Laborvorhaben kann man sie vernachlässigen, jedoch dürfen Flüssigkeiten, die durch Seitzfilter oder ähnliche Filter von Bakterien befreit wurden, nicht für klinische Injektionen verwendet werden.

Durch *Pasteurisieren* werden vegetative Bakterienzellen abgetötet. Normalerweise besteht sie in einer Einwirkung feuchter Hitze von 60—80 °C für eine Zeitspanne von 30 Sek. bis 30 Min. Der Vorgang muß sorgfältig überwacht werden. Bakteriensporen werden nicht abgetötet.

Kochen. Wird ein sauberes Instrument für 5—10 Min. in kochendes Wasser gehalten, so ist es normalerweise von den meisten wichtigen Krankheitserregern befreit.

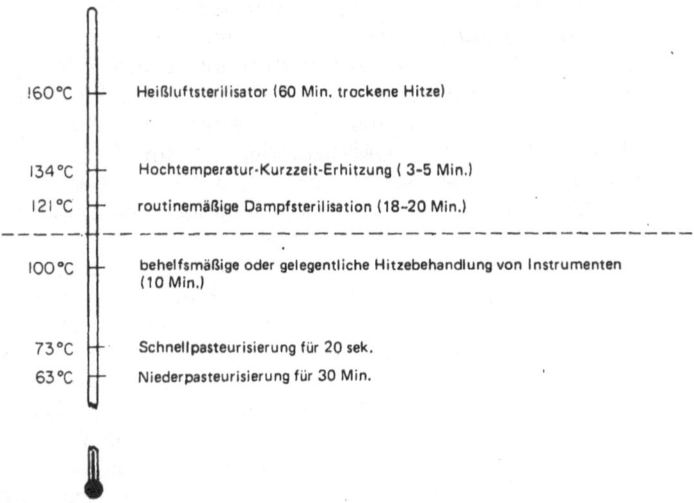

Abb. 48. Überblick über verschiedene Hitzebehandlungsverfahren.

Es besteht jedoch keine Gewähr für Sterilität. Häufig kommt es zu einer Neukontamination, wenn man das Gerät in feuchtem Zustand berührt. Hautbakterien gelangen dann in den auf der Oberfläche befindlichen Wasserfilm, der nicht selten zur Schnittkante oder Spitze des Instruments hin abfließt.

Der Autoklav und der Dampfkochtopf arbeiten nach demselben Prinzip. Die Temperatur reinen Dampfes steigt unter Druck über 100 °C, wenn der Druck entsprechend zunimmt; bei einem Druck von 1,05 kg/cm² (1 atü) beträgt sie 121 °C. Da feuchte Hitze die Mikroorganismen mehr schädigt als trockene Hitze, verbindet der Autoklav diesen Effekt mit dem zusätzlichen Vorteil, daß Dampf jeder Art bei Berührung mit einer kühlen Oberfläche kondensiert und an dem betreffenden Punkt latente Wärme abgibt. Darüber hinaus strömt mehr Dampf nach, um den freigewordenen Raum einzunehmen.

Es leuchtet ein, daß jede zu sterilisierende Oberfläche für den Dampf zugänglich sein muß. Wer versucht, Gegenstände in geschlossenen Metallbehältern, oder undurchlässige Pulver, Öle und Salben zu autoklavieren, verrät seine Unkenntnis dieses elementaren Prinzips. Wesentlich ist, daß Gegenstände, die im Autoklaven sterilisiert werden sollen, mit dem reinen Dampf in Berührung kommen, und daß Mischungen aus Luft und Dampf vermieden werden.

Am Ende der Sterilisationszeit von 15—20 Min. wird an modernen Autoklaven manchmal ein Vakuum angelegt, um die darin befindlichen Gegenstände zu trocknen. Es gibt Autoklaven, die bei höherem Druck arbeiten und demzufolge eine höhere Temperatur erreichen (immer noch unter Bedingungen feuchter Hitze). Die Einwirkungszeit kann dann entsprechend verkürzt werden. Es ist ratsam, mit einem Evakuationsschritt zu beginnen, damit der größte Teil der Luft entfernt wird und der Dampf sofort wirksam werden kann. Man bezeichnet diese Autoklaven als Prävakuum-Hochtemperatur-Kurzzeit-Instrumente.

Der Heißluftsterilisator. Einige Artikel, wie undurchlässige Pulver oder Fette, sterilisiert man zweckmäßigerweise durch einstündige Erhitzung in einem Heißluftsterilisator bei 160 °C. Eine solche Behandlung ist beispielsweise für Gummi- oder Plastikhandschuhe eindeutig ungeeignet, da sie unter diesen Bedingungen verkohlen würden.

Bestrahlung mit ultraviolettem Licht (UV). Licht wirkt bei Wellenlängen von 240—330 nm für Mikroorganismen und Viren letal. Es verursacht Schäden in der DNS, die teilweise bei nachfolgender Einwirkung sichtbaren Lichts durch einen als Photoreaktivierung bekannten Mechanismus repariert werden können. UV besitzt nur ein sehr geringes Penetrationsvermögen, und ein dünnes Blatt Papier etwa kann die Mikroorganismen bereits abschirmen. Die Verwendungsmöglichkeit von UV-Licht für Desinfektionszwecke ist deshalb stark beschränkt.

Man kann es jedoch benutzen, um den Bakterien- und Virengehalt der Luft zu verringern. Außerdem findet es manchmal bei der Behandlung von Flüssigkeiten Verwendung, die in Form dünner Filme bestrahlt werden.

Ionisierende Strahlen. Röntgenstrahlen und Gammastrahlen inaktivieren Mikroorganismen. Für den Handel bestimmte, abgepackte Artikel wie z. B. Skalpellklingen, Plastikhandschuhe und Plastikspritzen können mit Hilfe radioaktiver Kobaltquellen (^{60}Co) sterilisiert werden. Das Verfahren ist ziemlich langwierig, und die notwendigen Apparate und Schutzvorrichtungen sind kostenaufwendig. Ionisierende Strahlung setzt die Spannkraft von Faserstoffen herab.

13. Antimikrobiell wirksame Medikamente — Antibiotika und Chemotherapeutika

Über die lokale oder „topische“ Anwendung antiseptischer Chemikalien wurde beispielsweise in dem Buch von J. F. WILKINSON „Einführung in die Mikrobiologie“ (S. 133) berichtet. An der erwähnten Stelle wird der Begriff der *selektiven Toxizität* insbesondere im Hinblick auf eine kritischere Verwendung antimikrobiell wirksamer Medikamente für die Infektionsbekämpfung innerhalb der zirkulierenden Flüssigkeiten und Gewebe des menschlichen Körpers erwähnt. Diese Medikamente müssen eine besondere Affinität gegenüber dem Mikroorganismus aufweisen und relativ atoxisch für die Zellen des menschlichen Wirtsorganismus sein. Man bezeichnet *in vivo* verwendete Substanzen, die diese Eigenschaften besitzen, allgemein als Antibiotika oder Chemotherapeutika. Der Begriff „Antibiotikum“ wird häufig ungenau für die Gesamtheit dieser Medikamente verwendet.

13.1. Anwendungsprinzipien

Antibiotika und Chemotherapeutika sind wertvoll und sollten mit Überlegung angewendet werden. Entscheidungen müssen je nach den Vorteilen für den einzelnen Patienten gefällt werden. Ein Infektionsprozeß kann positive Gegenmaßnahmen oder gekonnte Zurückhaltung seitens des Klinikers verlangen, der bemüht sein sollte, sich selbst begrenzende Infektionen zu erkennen. Weiter muß das kollektive Interesse unserer Gesellschaft berücksichtigt werden, in der die Verhütung der Antibiotikaresistenzentwicklung zunehmende Bedeutung gewinnt. Jeder von uns wird wahrscheinlich irgendwann einmal im Leben eine wirksame antibiotische Therapie benötigen. Zu dem Zeitpunkt wird es dann nicht beruhigend sein zu erfahren, daß die Wirksamkeit des gewählten Mittels aufgrund unbedachter Verwendung stark abgenommen hat.

Einen Überblick über die Eigenschaften eines hypothetischen Wunderheilmittels „Miraclomycin - I" gibt Tab. 16. Es wird als eines aus einer Gruppe beschrieben,

Tabelle 16.

Die Eigenschaften eines hypothetischen Wunderheilmittels.

stark baktericid
billig
untoxisch, reizlos, nicht färbend
spezifisch (Schmalspektrum-Wirkung)
hohe Anreicherung der aktiven Form in Geweben – speziell im Blut, im Urin, im Liquor, in der Galle, in den Knochen, im Gehirn und im Auge
keine Resistenz oder Kreuzresistenz
keine Sensibilisierung
keine signifikante Bildung an Proteine
oral wirksam, aber proximal resorbiert
stabil, aber vom Menschen metabolisiert

da jedes Wunderheilmittel im Idealfall eine ziemlich hohe Spezifität gegenüber einer begrenzten Anzahl von verwandten Krankheitserregern besäße. Bei den in Tab. 16 angegebenen Eigenschaften handelt es sich um Faktoren, die sich bei verschiedenen antimikrobiell wirksamen Substanzen als wertvoll erwiesen haben, doch leider erfüllen nur wenige Präparate einen guten Anteil dieser Forderungen.

Es gibt viele triftige Gründe dafür, ein Medikament gegen eine Infektion nicht zu verschreiben, und die Entscheidung für die Verwendung eines Antibiotikums sollte durch eindeutig positive Erwägungen gerechtfertigt sein. Die meisten Fälle von Schnupfen, Grippe, fieberhaften Erkältungen, Durchfall und Lebensmittelvergiftung verdienen keine Antibiotikatherapie. In manchen Fällen kann sich die Gabe eines Antibiotikums als klarer Nachteil für den Patienten erweisen.

13.2. Die Entscheidungsfrage

Der mikrobiologische Befund kann für den Kliniker eine wichtige Hilfe bei der Wahl der richtigen Behandlungsmethode sein, aber häufig muß die erste Entscheidung sofort, noch ehe der Laborbericht vorliegt, gefällt werden. In vielen Situationen kann der Kliniker seine Auswahl gemäß seiner Kenntnis der wahrscheinlichen Krankheitserreger und deren Empfindlichkeit treffen. Eine auf neueren Erfahrungen basierende Information des örtlichen Laboratoriums kann eine wichtige Hilfe sein. Zum Beispiel zeigen die in Tab. 17 angegebenen Werte, wie das „Prinzip des besten Wissens und Gewissens“ bei der anfänglichen Behandlung des überprüften Gebietes angewendet werden könnte.

Manche Erreger bestimmter Krankheiten sind immer, oder fast immer, gegen bestimmte Antibiotika empfindlich. Zum Beispiel ist der hämolytisierende Streptococcus, der Erreger der follikulären Tonsillitis (Streptokokken-Angina), immer Penicillin-empfindlich. Dagegen sind die für Furunkulose, Karbunkel und Wundinfektionen verantwortlichen Staphylokokken häufig Penicillinresistent, und es sind Antibiotika-Empfindlichkeitstests notwendig, die dem Kliniker Anhaltspunkte geben. Nach der richtigen Auswahl eines Antibiotikums ist es wichtig, sicherzustellen, daß die Gabe einer angemessenen Dosis in der geeigneten Applikationsform und in richtigen

Tabelle 17.

Eine Aufstellung der Antibiotika-empfindlichen Erreger. Es liegen Ergebnisse über 6080 Bakterienstämme (alle Arten) ambulanter Patienten und 17411 Stämme stationärer Patienten mit Harnweginfektionen zugrunde.

Antibiotikum[1])	Prozentsatz empfindlicher Stämme	
	bei ambulanten Patienten	bei stationären Patienten
Cotrimoxazol	93	88
Nitrofurantoin	88	82
Nalidixinsäure	87	81
Ampicillin	79	63
Sulfonamid	65	56
Tetracyclin	65	50

[1]) Die Bezeichnung Antibiotikum wird heute immer mehr im erweiterten Sinn für alle antimikrobiellen Chemotherapeutika gebraucht.
Aus: McAllister et al. (1971), vollst. Literaturangabe s. Tab. 8, S. 106.

Zeitabständen über einen ausreichenden Zeitraum erfolgt. Die Gesichtspunkte, die der Kliniker in Betracht ziehen muß, ehe er sich dazu entschließt, sind in Abb. 49 umrissen, und die Art des mikrobiologischen Gutachtens wird dort ebenfalls angegeben.

Die für einen individuellen Fall zu berücksichtigenden Faktoren sind zahlreich und komplex. Im allgemeinen ist ein bakterizid wirkendes Medikament einem Bakteriostatikum vorzuziehen, und für manche, dringende Fälle kann dieser Unterschied entscheidend sein.

Einige Antibiotika wirken stark bakterizid; Penicillin und Streptomycin sind gute Beispiele. Andere Antibiotika wirken fast ausschließlich bakteriostatisch; dies gilt für Chloramphenicol und im wesentlichen für die Tetracycline. Von einigen klaren Ausnahmen abgesehen genügt es oft, eine Infektion durch die Wirkung eines Bakteriostatikums im Zaume zu halten, so daß die Abwehr des Wirts wieder die Oberhand gewinnen kann.

In vielen Situationen wird das Ergebnis der *in vitro*

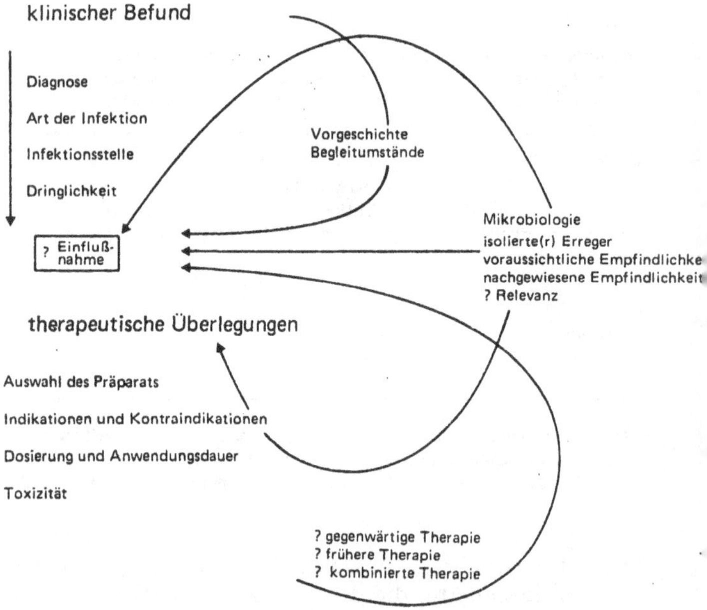

Abb. 49. Gesichtspunkte einer Entscheidung für oder gegen die Anwendung eines Antibiotikums.

durchgeführten Empfindlichkeitstests durch die klinische Reaktion auf ein bestimmtes Antibiotikum bestätigt. Typhus jedoch ist ein gutes Beispiel für eine Erkrankung, bei der die in Röhrchentests gefundene Empfindlichkeit des Erregers gegen verschiedene Antibiotika nicht mit dem klinischen Ergebnis der Patientenreaktionen auf die verschiedenen Antibiotika übereinstimmt.

13.3. *Antibiotika-Empfindlichkeitstests*

Routinemäßig bestimmt man die relative Empfindlichkeit eines Bakterien-Stamms gegen ein einzelnes Antibiotikum mit Hilfe eines *Blättchentests* (Abb. 50). Hierzu legt man ein Papierscheibchen, das mit einer Antibiotikumlösung bekannter Konzentration getränkt ist, auf ein mit Testorganismen beimpftes Agarkulturmedium. Die Größe der Wachstumshemmungszone um das Blättchen ist ein Maß für die Empfindlichkeit, wenn eine Reihe von Bedingungen konstant gehalten wird. Als Kontrolle dient ein Paralleltest mit einem Standard-Bakterienstamm bekannter Empfindlichkeit. Es gibt eine Reihe von Abwandlungen dieser Methode.

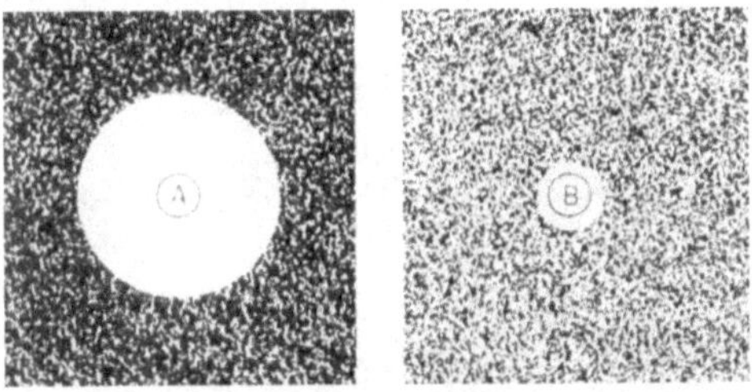

Abb. 50: Blättchentests zur Bestimmung der Antibiotikaempfindlichkeit: Eine Wachstumshemmzone um das Papierblättchen A zeigt eine gewisse Empfindlichkeit des Testorganismus gegenüber dem Antibiotikum A an. Die minimale Hemmzone um das Antibiotikumblättchen B zeigt eine Resistenz an.

Genauer läßt sich die Antibiotika-Empfindlichkeit mit Hilfe einer Röhrchen-Verdünnungsmethode (Abb. 51) bestimmen. Sie liefert eine präzisere Aussage über die minimale Hemmkonzentration (MHK) des Antibiotikums und ermöglicht eine Unterscheidung zwischen der bakteriostatisch wirkenden Konzentration, bei der eine Wachstumshemmung erfolgt, und der bakterizid wirkenden Konzentration, bei der sich in einer Nachkultur der Testverdünnung keine lebensfähigen Erreger mehr nachweisen lassen.

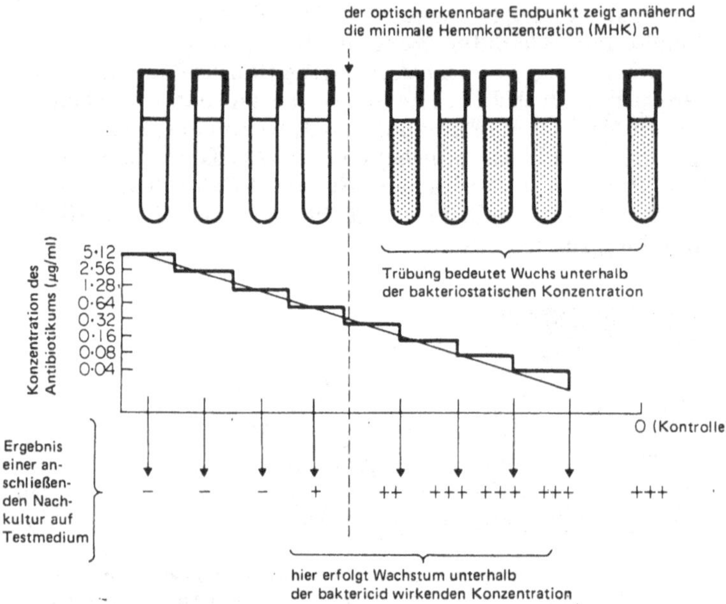

Abb. 51. Schema für die Bestimmung der der bakteriostatischen bzw. baktericid wirkenden Konzentrationen eines Antibiotikums für einen gegebenen Erreger.

13.4. Antibakteriell wirksame Substanzen (Tab. 18)

13.4.1. Die Sulfonamide

Diese Verbindungen sind kompetitive Hemmstoffe eines bakteriellen Enzyms, das die Synthese des Coenzyms Folsäure aus *p*-Aminobenzoesäure katalysiert. Während menschliche Zellen fertige Folsäure absorbieren müssen, fehlt vielen Bakterien der notwendige Transportmechanismus für diese Substanz, und sie sind auf die intrazelluläre Synthese des Coenzyms angewiesen. Auf-

Tabelle 18.

Antibakteriell wirksame Medikamente.

Gruppe	gebräuchliches Präparat	Kommentar
Sulfonamide	Sulfadiazin Sulfadimidin	bakteriostatisch
Sulfonamidtrimethoprim	Cotrimoxazol	kann bakericid wirken
Penicilline	Benzylpenicillin	bakericid – wird durch Injektion appliziert
	Phenoxymethyl-penicillin	oral wirksames Präparat
	Methicillin Cloxacillin Flucloxacillin	gegen Staphylokokken-Penicillinase resistente Penicilline
	Ampicillin	„Breitspektrum"-Wirkung
	Carbenicillin	brauchbar gegen *Pseudomona*
Cephalosporine	Cephalothin Cephalexin	bakericid, wirken ähnlich wie Ampicillin
Aminoglycoside	Streptomycin Kanamycin Gentamicin	bakericid, aber toxische Nebenwirkungen auf die Nerven der Hör- und Gleichgewichtsorgane
Tetracycline	Tetracyclin Oxytetracyclin	bakteriostatisch; „Breitspektrum"-Wirkung
Chloramphenicol	Chloramphenicol	bakteriostatisch, „Breitspektrum" mögliche toxische Wirkung auf blutbildende Gewebe
Makrolide	Erythomycin	bakteriostatisch, langsam bakericid, brauchbar gegen g^+ Kokken, untoxisch
Lincomycine	Lincomycin Clindamycin	wirken ähnlich wie Erythromycin, auch brauchbar gegen *Bacteroides*
Polymyxine	Polymyxin E (Colistin)	toxisch, erwies sich aber als brauchbar gegen *Pseudomonas*, eine lokale Anwendung ist manchmal nützlich
Nitroimidazole	Metronidazol	brauchbar gegen Protozoen und anaerobe Bakterien
Rifamycine	Rifampicin	bakericid, findet speziell bei Tuberkulose Anwendung

grund dieser Tatsache konnte man die o.g. Hemmstoffeigenschaft der Medikamente der Sulfonamid-Reihe für ihre erfolgreiche klinische Anwendung nutzen.

13.4.2. Trimethoprim-Sulfonamide — die schrittweise Blockade

Der genannte Stoffwechselweg wurde später noch weiter ausgenutzt, als sich herausstellte, daß die Substanz Trimethoprim das Enzym Dihydrofolsäure-Reductase hemmt. Dieses Enzym ist für die Verwertung des synthetisierten Folats bei der Purin- und Pyrimidinbiosynthese notwendig, die eine Schlüsselfunktion bei der Nucleinsäure-Synthese hat. Auch im Menschen laufen die Reaktionen dieser Biosynthese ab. Glücklicherweise hat das Trimethoprim eine wesentlich stärkere Affinität für die bakterielle Reductase als für das entsprechende Säugetierenzym. So werden bei gleichzeitiger, richtig dosierter Applikation eines Sulfonamidpräparates und einer Trimethoprimverbindung zwei aufeinanderfolgende Reaktionen eines essentiellen bakteriellen Stoffwechselweges blockiert, und die Vermehrung der Bakterien wird unterbunden (Abb. 52). Eine derartige Kombination hat einen hohen *therapeutischen Index*, d. h. sie wirkt stark toxisch auf viele pathogene Bakterien und ist für den Menschen relativ atoxisch. Im klinischen Gebrauch ist sie nicht absolut atoxisch, bei manchen Menschen können ernste Nebenwirkungen auftreten. Hierin zeigt sich ein Beispiel dafür, daß die biologischen Wissenschaften segensreiche Erfindungen selten ohne Vorbehalte kundtun, die ihrerseits einen Beweis für die Einheitlichkeit der Biochemie liefern.

13.4.3. Metronidazol

Dieses interessante Präparat wurde ursprünglich wegen seiner Wirksamkeit gegen Trichomonaden entwickelt und findet bei der Behandlung einer häufigen Protozoeninfektion der Vagina praktische Verwendung. Es besitzt

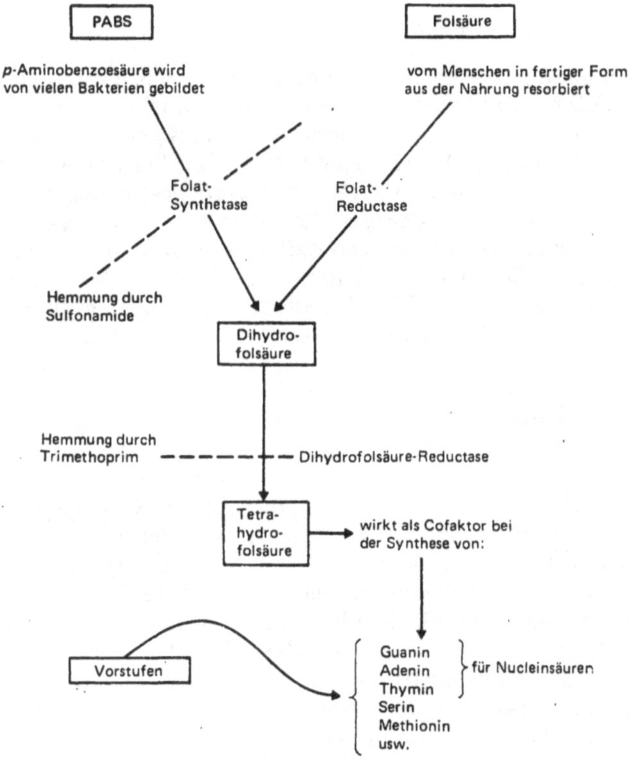

Abb. 52. Erzielung einer schrittweisen Blockade des Folat-Stoffwechsels durch ein Kombinationspräparat (Co-Trimoxazol).

eine klinisch brauchbare Aktivität gegen die Erreger der Vincent-Infektion des Mundes, die durch eine Spirochäte und einen Erreger der *Bacteroides-Fusobacterium*-Gruppe verursacht wird. Außerdem ist das Präparat gegen andere anaerobe pathogene Bakterien wirksam und kann auf diesem Sektor eine breitere Anwendung finden.

13.4.4. Die Penicilline

Eigentlich ist es ein wunder Punkt des Konzepts von der Einheitlichkeit der Biochemie, daß manche Lebewesen offenbar einzigartige Komponenten besitzen. Ein gutes Beispiel liefert die Gerüstsubstanz der Zellwände von Prokaryonten, die aus einem Mucopeptidpolymer bestehen, das durch Polypeptide quervernetzt ist. Zu den Aminozuckern und Polypeptidbausteinen gehören Substanzen, die man in Zellen von Eukaryonten nicht findet (s. z. B. J. F. WILKINSON „Einführung in die Mikrobiologie".) Paradoxerweise bildet die Synthese und Vernetzung dieser Bausteine, die der Bakterienzellwand ihre physikalische Festigkeit verleihen, eine Achillesferse, die Angriffsmöglichkeiten für eine außerordentlich selektive Bekämpfung der Mikroorganismen bietet. Penicillin greift wachsende Bakterien in diesem Punkt an und tötet sie ab. Penicillin hemmt das Enzym Glycopeptid-Transpeptidase, das die Quervernetzung der Polypeptidseitenketten katalysiert, die sich an den Glycopeptid-(Mucopeptid-)strängen in der Zellwand befinden. Aufgrund seiner Struktur blockiert Penicillin die Transpeptidierungsreaktion irreversibel. Derartig durch Penicillin geschädigte Bakterien haben den Schutz ihrer Zellwand verloren, und werden beim Wachstum durch osmotische Kräfte deformiert und aufgebrochen.

Für den Menschen ist die Substanz im wesentlichen atoxisch, da seine Zellen einen völlig anderen Aufbau und kein solches Stützgerüst haben. Allerdings hat die Natur diesen einseitigen Vorteil nicht hingenommen. Manche Bakterien können ihr lebenswichtiges Gerüst vor dem Zugriff des Penicillins abschirmen, und manche von ihnen bilden hochaktive Penicillinasen (β-Lactamasen), die das Penicillin abbauen. Weiter hat die menschliche Neigung zum Mißbrauch dieses Medikaments bewirkt, daß einige Menschen dagegen allergisch geworden sind (Sensibilisierung).

Das erste Präparat war das *kristalline Benzylpenicillin*,

und es ist noch immer das beste aller Antibiotika. Es wirkt gegen die pathogenen grampositiven und gramnegativen Kokken sowie außerdem gegen die Clostridien, die Diphtheriebakterien und Syphilistreponemen. Leider wird die Verwendungsmöglichkeit des Benzylpenicillins gegen Staphylokokken-Infektionen durch die unter diesen Erregern verbreitete Penicillinase-Bildung stark eingeschränkt. Auch gegen gramnegative Stäbchen und gegen Mykobakterien ist das Präparat im allgemeinen unwirksam. Es ist in Magensäure nicht stabil und muß durch Injektion verabreicht werden.

Zu den in neuerer Zeit entwickelten Penicillinen gehört das *Phenoxymethylpenicillin*, das aus dem Verdauungstrakt gut resorbiert wird und dessen Einnahme oral erfolgt. *Phenethicillin* und *Propicillin* sind ebenfalls Säure-resistent und werden oral verabreicht.

13.4.5. Penicillinase-resistente Penicilline

Methicillin ist nicht Säure-resistent und muß durch Injektion verabreicht werden, aber es ist resistent gegen Staphylokokken-Penicillinase. *Cloxacillin* und *Flucloxacillin* sind sowohl Penicillinase-resistent als auch Säureresistent und können oral eingegeben werden. Flucloxacillin wird besser resorbiert. Diese Substanzen besitzen im Vergleich zu Benzylpenicillin nur minimale Wirksamkeit, und man gibt ihnen nur bei der Bekämpfung Penicillinase-bildender Staphylokokken den Vorzug, gegen gramnegative Stäbchen sind sie nicht wirksam.

13.4.6. „Breitspektrumpenicilline"

Ampicillin ist ein Säure-resistentes Penicillin und gegen ein weites Bakterienspektrum, u. a. *Escherichia coli*, *Proteus* spec., *Salmonella* spec. und *Haemophilus influenzae* klinisch wirksam. Es wird ziemlich gut aus dem Darm resorbiert und normalerweise oral eingegeben. Eine Applikation durch Injektion ist ebenfalls möglich. *Es ist nicht resistent gegen Penicillinase* und wird häufig fälschlicherweise gegen Infektionen durch Penicillinase-bildende Staphylokokken verordnet. Außerdem ist Ampicillin relativ unwirksam gegen *Klebsiella* spec. und *Pseudomonas* spec. Amoxycillin ist eine Weiterentwicklung des Ampicillins und wird besser resorbiert.

Carbenicillin wirkt gegen *Pseudomonas aeruginosa*. Es muß durch Injektion verabreicht werden.

13.4.7. Die Cephalosporine

Diese Antibiotika-Gruppe wirkt gegen eine Reihe von Erregern, u. a. Staphylokokken, Streptokokken, Neisserien und coliforme Bakterien. Sie greifen wie das Penicillin an der Bakterienzellwand an, und man verwendet sie als Penicillinersatz bei Infektionen von Patienten, die gegen dieses Antibiotikum allergisch sind, sowie für die Behandlung durch Penicillinase-bildende Staphylokokken. Weiter nutzt man die klinische Wirksamkeit der Cephalosporine gegen coliforme Erreger manchmal für die Spezialbehandlung von Harnweginfektionen. Die Applikation der älteren Cephalosporinpräparate erfolgte durch Injektion; neuere Präparate (Cephalexin, Cephadrin) appliziert man oral.

13.4.8. Streptomycin

Dieses Antibiotikum stört die Anlagerung der Ribosomen an die m-RNS und hemmt dadurch die Proteinsynthese. Das Antibiotikum wirkt baktericid. Es ist das erste Antibiotikum der Aminoglycosid-Gruppe. Da es aus dem Darm nicht resorbiert wird, wird es im allgemeinen durch Injektion appliziert. Ist eine Lokalwirkung im Darm beabsichtigt, verwendet man *Neomycin* — allerdings wird es in dieser Hinsicht oft mißbraucht.

Streptomycin besitzt ein breiteres Wirkungsspektrum als Benzylpenicillin, und es wurde als erstes der Antibiotika entdeckt, die eine effektive Wirkung gegen Tuberkelbakterien haben. Leider wird die klinische

Verwendbarkeit des Streptomycins durch seine toxischen Nebenwirkungen eingeschränkt, die hauptsächlich den Hör- und Gleichgewichts (Vestibular-)apparat des Mittelohrs betreffen. Bakterien werden schnell gegen das Medikament resistent, was seine Verwendbarkeit weiter einschränkt.

Streptomycin kann für die Behandlung verschiedener Infektionen wertvoll sein, aber man bemüht sich, von diesem Medikament in Anbetracht seiner kostbaren Wirksamkeit gegen Tuberkulose nur sehr sparsam Gebrauch zu machen. In diesem Fall verwendet man es in Kombination mit ein oder zwei anderen antimikrobiell wirksamen Präparaten, um so einem Auftreten resistenter Bakterien-Stämme vorzubeugen (s. S. 192).

13.4.9. Gentamicin

Dieses Antibiotikum ist im Vergleich zu den anderen Angehörigen der Aminoglycosid-Gruppe aktiver gegen ein breiteres Erregerspektrum, aber es ist zu toxisch für das Mittelohr. Es wirkt baktericid und findet ziemlich breite Anwendung bei der Behandlung *gefährlicher* Infektionen durch coliforme Bakterien, u. a. der sog. „Gramnegativen Sepsis" — insbesondere wegen seines ausreichenden Wirkungsgrades gegen *Pseudomonas aeruginosa.* Die Entscheidung für den Gebrauch dieses Medikaments erfordert ein Abwägen seines Nutzens gegen seine Toxizität. Im Verlauf einer Gentamicinbehandlung wird die Serumkonzentration des Medikaments sorgfältig überwacht.

13.4.10. Die Tetracycline

Die Breitspektrumantibiotika dieser Gruppe hemmen die Proteinsynthese der Mikroorganismen auf ribosomaler Ebene durch Störung der Aminoacyl-t-RNS-Bindung. Sie sind wirksame Bakteriostatika für ein breites Erregerspektrum, u. a. für Rickettsien, Chlamydien und *Mycoplasma pneumoniae.* Normalerweise appliziert man Tetracycline oral, und es kommt leicht zu einer Schädigung der normalen Kommensalenflora. Da die Tetracycline in wachsenden Knochen oder Zähnen abgelagert werden (die sie dann färben), ist ihr Gebrauch während der Schwangerschaft oder im Kindesalter nicht anzuraten.

Im klinischen Gebrauch befinden sich Tetracyclin, Oxytetracyclin und Chlortetracyclin, die sich in ihrer Wirkung ähnlich sind. Diese Präparate werden in einem sehr weiten Bereich gebraucht und mißbraucht, weil sie ein bemerkenswert breites Wirkungsspektrum haben und leicht zu verabreichen sind. Insbesondere für die Behandlung von Atemweginfektionen in der Allgemeinmedizin hat man die Tetracycline in der neuzeitlichen Medizin voll ausgenutzt. Es sollte jedoch erwähnt werden, daß die bakteriostatischen Tetracycline nicht so effektiv wie das bakericid wirkende Antibiotikum sind, dem man für die Behandlung akuter Infektionen, z. B. einer Streptokokkenerkrankung, korrekterweise den Vorzug gibt. Auch sollte man daran denken, daß eine Resistenz der Bakterien gegen Tetracycline recht häufig ist. Darüberhinaus können Tetracycline eine Zunahme der übertragbaren Antibiotika-Resistenzfaktoren bei Bakterien bewirken.

13.4.11. Chloramphenicol

Die Geschichte des Chloramphenicols ist die „Pechgeschichte“ der modernen pharmakologischen Forschung. Dieses bemerkenswerte Antibiotikum wirkt rein bakteriostatisch. Es greift an der ribosomalen Peptidyl-Transferase an und hemmt die Proteinsynthese bei einem Sortiment von Bakterien, Rickettsien und Chlamydien, das dem durch Tetracycline erfaßten Sortiment gleicht. Die Applikation erfolgt gewöhnlich oral. Eine Resistenz der Bakterien gegen Chloramphenicol entwickelt sich normalerweise relativ langsam. Es kann aber zu einem Transfer der Resistenzfaktoren kommen, was in Anbetracht der besonderen Bedeutung dieses Medikaments für die Behandlung des Typhus (s. u.) von besorgniserregender klinischer Tragweite ist. Im allgemeinen wird das Antibiotikum gut vertragen, und seine Nebenwirkungen sind annehmbar — abgesehen von dem Problemkreis, der mit dem gelegentlichen Effekt dieses Antibiotikums auf die blutbildenden Gewebe im Knochenmark zusammenhängt. Demzufolge beschränkt man die Anwendung dieses Antibiotikums auf lebensbedrohliche Situationen, in denen das Risiko der Infektion größer als das Behandlungsrisiko ist. Speziell für die Behandlung des Typhus und der durch *Haemophilus influenzae* verursachten Meningitis besitzt Chloramphenicol echten klinischen Nutzen.

Chloramphenicol wird größtenteils in einer inaktiven Form mit dem Urin ausgeschieden. An diesem Beispiel zeigt sich, wie wichtig es ist, nicht nur die möglichen Wirkungen eines Medikaments auf den Erreger und den Patienten, sondern auch die Wirkung des Patientenstoffwechsels auf das Medikament zu kennen.

13.4.12. Erythromycin

Dieses Präparat gehört zu den Makrolid-Antibiotika. Es hemmt die mikrobielle Proteinsynthese, indem es auf der Stufe der Translation am Ribosom angreift. Seine Anwendung erfolgt gewöhnlich in Form von Oralpräparaten, in denen die Base gegen die Magensäure geschützt ist. Erythromycin ist erstaunlich frei von toxischen Effekten oder Nebenwirkungen, obwohl Erythromycinestolat Leberschäden verursachen kann. Erythromycin wirkt bakteriostatisch. In gewissem Ausmaß ist es baktericid auf grampositive Kokken, die Neisserien und *Haemophilus influenzae*. Außerdem ist es gegen *Mycoplasma pneumoniae* wirksam. Erythromycin findet für die Behandlung von Infektionen durch Penicillin-resistente Staphylokokken Verwendung und besitzt eine klinisch brauchbare Aktivität gegen Streptokokken, Pneumokokken, Clostridien und *Bacteroides*-Species.

13.4.13. Die Lincomycine

Das bevorzugte Präparat Clindamycin (7-Chlorlincomycin) hat ein ähnliches Wirkungsspektrum wie Erythromycin. Es ist besonders für die Behandlung von Kokkeninfektionen der Knochen geeignet. Seine Wirksamkeit gegen Penicillin-resistente Staphylokokken ist wertvoll, und in der klinischen und zahnmedizinischen Praxis hat es sich besonders bei der Behandlung von Infektionen durch *Bacteroides*-Species bewährt. Im Zusammenhang mit der therapeutischen Anwendung der Lincomycine entwickelte sich bei manchen Patienten eine akute Colitis. Es gibt viele Debatten über diese Komplikation, die man möglicherweise zu stark in den Vordergrund gerückt hat. Dennoch wird die Anwendung dieser Antibiotika-Gruppe wahrscheinlich so lange eingeschränkt werden, bis dieses Komplikationsrisiko genau geklärt ist.

13.4.14. Die Polymyxine

Polymyxin B und Polymyxin E (Colistin) sind ziemlich toxische Antibiotika mit einer klinisch brauchbaren Aktivität gegen *Pseudomonas aeruginosa.*

13.5. Pilztherapie (Tab. 19)

Tabelle 19.

Gegen Pilze wirksame Medikamente (Antimykotika).

Gruppe	gebräuchliches Präparat	Kommentar
(Colchicin-artige)	Griseofulvin	brauchbare Aktivität gegen Hautflechtenpilze
Polyene	Nystatin	brauchbare Aktivität gegen *Candida* (Soor) und einige andere Pilzinfektionen, nicht aber gegen Ringelflechte
	Amphotericin B	wirksam gegen einige Systemmykosen, aber toxisch

13.5.1. Griseofulvin und Dermatophyten-Infektionen

Griseofulvin ist ein gegen Pilze wirksames Antibiotikum, das von einem Schimmelpilz der Gattung *Penicillium* produziert wird. Es ist relativ atoxisch, obwohl es in hoher oder kumulativer Dosierung zu psychischen Störungen führen kann. Es ermöglicht eine sehr effektive Behandlung von oberflächlichen Ringflechten- (Dermatophyten-) Infektionen, die Haare, Haut und Nägel befallen. Mit der Anwendung dieses Medikaments haben sich Therapie und Prognose für viele Fälle gewandelt. Griseofulvin ist nicht für die Bekämpfung von *Candida*-Infektionen oder tiefen (System-) Mykosen geeignet.

13.5.2. Die Polyen-Antibiotika

Nystatin und *Amphotericin B* gehören zu der Antibiotika-Gruppe der Polyene, die man für die Behandlung von Pilzinfektionen benutzt. Die Polyene verbinden sich offenbar mit den in der Cytoplasmamembran vorhandenen Sterolen und schädigen so die Membranstruktur. Die Membranen der Bakterienzellen enthalten keine Sterole, und folglich sind die Polyen-Antibiotika nicht antibakteriell wirksam. Dagegen kommen in menschlichen Zellen Sterole vor. Der Mensch kann durch diese cytotoxischen Effekte geschädigt werden. Die Substanzen müssen deshalb vorsichtig angewendet werden. Nystatin ist für die lokale Anwendung gegen *Candida* brauchbar, nicht aber gegen die Ringflechtenpilze. Amphotericin B ist ebenfalls gegen *Candida* wirksam und kann lokal anstelle des Nystatins angewendet werden, falls letzteres keinen Erfolg bringt. Die Hauptbedeutung des Amphotericin B aber liegt, trotz seiner beträchtlichen Toxizität, in seiner Funktion als systemisches Antipilzpräparat. Es wird unter vorsichtiger Überwachung verwendet, wenn ein Patient schwer an einer Systemmykose erkrankt ist. Die anhaltende und eingeschränkte Anwendung des Präparats auf diesem Sektor zeigt, wie nötig wir ein klinisch akzeptableres Medikament für die systemische

Bekämpfung schwerer Pilzinfektionen haben. Leider wirkt 5-Fluorcytosin, ein Alternativmittel für Amphotericin B, in vergleichbarem Grade toxisch.

13.6. Mittel gegen Viren

Die pathogenen Viren benutzen wesentlich subtilere Mechanismen als die Bakterien, wenn sie den Stoffwechsel des Wirtsorganismus stören und eine Erkrankung hervorrufen. Es ist fragwürdig, ob Viren als Parasiten angesehen werden können, da sie im wesentlichen die Systeme des Wirts zu ihren eigenen Zwecken umdirigieren. Deshalb ist auch die Suche nach einem Präparat, das eine selektive Toxizität gegenüber pathogenen Viren, nicht aber gegenüber den Wirtszellen aufweist, eine schwierige Aufgabe (Tab. 20).

13.6.1. Interferon

Virus-infizierte Zellen bilden ein Protein, das als Interferon bezeichnet wird und die Angriffssysteme der Viren hemmt. Bringt man menschliche oder tierische Zellen *in vitro* oder *in vivo* mit geeigneten Viren zusammen, so wird Interferon gebildet, das die Vermehrung der entsprechenden Viren unterdrückt. Das Interferon hemmt auch andere Viren, von denen die jeweiligen Zellen normalerweise befallen werden können. Die zelluläre Interferonsynthese läßt sich außerdem durch inaktivierte Viruspartikel sowie manche Pilze, Bakterien, Rickettsien und Chlamydien induzieren. Auch eine Induktion durch synthetische, doppelsträngige RNS ist möglich. Im Hinblick auf das induzierende Agens ist der Inhibitor demzufolge eindeutig unspezifisch, aber das von den Zellen einer Tierspecies gebildete Interferon schützt ziemlich spezifisch die Zellen dieser Art. Demnach besteht für ein zum menschlichen Gebrauch bestimmtes Interferon die größte Aussicht auf Wirksamkeit, wenn es aus mensch-

Tabelle 20.
Mittel gegen Viren.

Gruppe	Beispiel	Kommentar
Interferone	menschliches Interferon	die frühzeitige Verheißung hat sich noch nicht wirklich erfüllt
Pyrimidin-Analoga (Thymidin)	5-Iod-2'-Desoxyuridin (Idoxuridin) Trifluorthymidin	brauchbare Aktivität gegen Herpes simplex und Gürtelrose (Herpes zoster) sowie gegen das Vakzinia-virus[1])
(Cytidin)	Cytarabin Vidarabin	
Thiosemicarbazone	Methisazon	kann nach Infektionsexposition einer Vorbeugung gegen Pocken dienen
Adamantane	Amantadin Rimantadin	besitzen eine gewisse vorbeugende Wirkung nach Grippeexposition (S. 000)
Farbstoffe	Neutralrot Flavin	experimentelle Behandlung von Herpesrezidiven

[1]) Das für die Immunisierung gegen Pocken verwendete Vakziniavirus verursacht gelegentlich eine progrediente oder generalisierte Infektion. In einer solchen Situation benötigt man ein wirksames Mittel gegen dieses Virus.

lichen Zellen stammt. Es ist erwiesen, daß sich durch Interferon die Entwicklung der normalen Erkältung verhindern läßt. Die klinische Anwendung von Interferon befindet sich jedoch noch im Versuchsstadium.

13.6.2. Chemische Präparate gegen Viren

Die folgenden Präparate kommen in Frage. Im allgemeinen sind ihrer gegenwärtigen Verwendung aufgrund ihrer Toxizität und ihrer Kosten enge Grenzen gesetzt. Pyrimidinanaloga besitzen eine brauchbare Aktivität gegen Herpesviren und Vakzinia. Sie verursachen offensichtlich eine fehlerhafte Codierung der Virus-DNS und sind gegen RNS-Viren unwirksam. Das Thymidinanalogon 5'-Iod-2'-Desoxyuridin (Idoxuridin) wird mit einer Dimethylsulfoxid-Trägersubstanz lokal auf Herpes-simplex- oder Herpes-zoster-Wunden appliziert, speziell wenn die Augen betroffen sind. Vielversprechend ist auch *Trifluorthymidin*. Die Cytidinanaloga *Cytarabin* und *Vidarabin* sind ebenfalls gegen Herpesviren und Vakzinia wirksam.

Das Thiosemicarbazon *Methisazon* besitzt eine brauchbare Aktivität gegen das Vakziniavirus und wird für die Behandlung von Pockenimpfungskomplikationen verwendet. Offenbar läßt sich durch das Medikament die Reaktion des erwachsenen Menschen auf eine Primärvakzination mildern, und auch die Entwicklung von Pocken bei ungeimpften Personen, die der Infektion ausgesetzt waren, läßt sich hemmen. Die Adamantane *Amantadin* und *Rimantadin* sind gegen RNS-Viren wirksam und scheinen bei exponierten Personen die Entwicklung bestimmter Influenzavirus-Stämme zu hemmen. Allerdings ist auf diesen Effekt offenbar kein Verlaß.

13.6.3. Lokale Applikation von Farbstoffen

Die angestrebte Behandlung bestimmter Herpesrezidive mit einem der Farbstoffe basiert auf der Erfahrung, daß sich gewisse Farbstoffe an die Virusnucleinsäure adsorbieren. Anschließend wird die behandelte Partie mit starkem Fluoreszenzlicht bestrahlt. Infolge einer Energieabsorption durch den Farbstoff kommt es zu einer zerstörerischen „photodynamischen Reaktion", die Deletionen in der Virusnucleinsäure zur Folge hat. Die klinische Bewertung dieser Methode bleibt abzuwarten. Es bestehen einige theoretisch beunruhigende Risiken.

13.7. Antibiotika-Resistenz

Der klassische Mechanismus des Resistenzerwerbs ist die Antibiotika-bedingte Selektion von Spontanmutanten, die gegenüber erhöhten Antibiotika-Konzentrationen resistent sind. Dies kann sich *in vivo* oder in der Umwelt ereignen. Ein gutes Beispiel für das rasche Auftreten von Stämmen mit ausgeprägter Resistenz liefert die Tuberkulose.

Zum Zeitpunkt der Diagnose eines Tuberkulosefalls birgt der Patient bereits eine große Anzahl von Erregern, unter denen sich ein paar Spontanmutanten befinden können, die gegen ein beliebiges, häufig verwendetes Medikament resistent sind. Die Behandlung mit einem einzelnen Medikament bewirkt eine Selektion der entsprechenden Mutanten. Nach einer Therapiedauer von wenigen Monaten erleidet der Patient einen Rückfall, weil die resistenten Keime im Fall von Tuberkulose nicht durch die normalen Abwehrmechanismen besiegt werden können. Einer Resistenzentwicklung kann durch Verwendung einer Kombination aus zwei oder drei Medikamenten vorgebeugt werden, da so die gegen jeweils ein einzelnes Medikament resistenten Mutanten durch die anderen Medikamente abgetötet werden. Die beschriebene, einstufige Resistenzentwicklung tritt speziell in Verbindung mit Streptomycin auf. Nicht so häufig begegnet man einer Resistenzentwicklung *in vivo* mit nachfolgendem Rückfall bei akuten Infektionsfällen, die mit anderen antimikrobiell wirksamen Medikamenten behandelt werden, obwohl sie sicher vorkommen kann — z. B. bei Harnweginfektionen.

Häufiger ist folgende, speziell in der Krankenhauspraxis beobachtete Situation. Die großzügige Verwendung von Antibiotika bietet Mikroorganismen, die von Natur aus resistent sind, einen Überlebensvorteil, und es tritt ein ökologischer Wandel ein. Als man begann, die pyogenen Kokken durch antimikrobielle Therapiemaßnahmen unter Kontrolle zu bringen, gewannen die gramnegativen, „coliformen“ Bakterien als Opportunisten an Bedeutung und sind heute oft die Ursache von Wundinfektionen bei Krankenhauspatienten. Die Staphylokokken jedoch wurden niemals wirklich besiegt. Zu der Zeit, als das Penicillin bekannt wurde, war ein sehr kleiner Teil der

Staphylokokken von Natur aus resistent, weil er das Enzym Penicillinase bildete. Dieses Enzym zerstört das Antibiotikum. Der steigende Penicillingebrauch bewirkte eine Selektion dieser Stämme, die das Gen mit der Penicillinase-Information besaßen, und so nahm ihre relative Zahl zu. Unglücklicherweise kann das Gen über Bakteriophagen auf andere Staphylokokken übertragen werden (Transduktion). Demzufolge sind die Penicillinase-bildenden Staphylokokken heute sehr häufig, besonders im Krankenhausmilieu. Mit einfachem Benzylpenicillin ist eine im Krankenhaus erworbene Staphylokokkeninfektion aller Voraussicht nach nicht zu beherrschen.

Die Lage ist sogar noch komplizierter. Da die Staphylokokken in der Krankenhausumgebung fortbestehen, baut sich allmählich durch schrittweise Selektion der Mutanten, von denen jede einzelne nur einen kleinen Zuwachs im Grad oder Umfang ihrer Resistenz aufweist, eine Resistenz gegen mehrere Antibiotika auf. Innerhalb der Staphylokokkenpopulation, die einen Patienten infiziert, führt nicht ein einzelner, großer Schritt zur Resistenz. Vielmehr findet in den gemischten und zwischen Personal und Patienten ausgetauschten Staphylokokkenpopulationen eine Entwicklung in vielfältigen, kleinen Schritten statt. Ab und zu kann es zwischen den Staphylokokken zu einer phagenbedingten Transduktion von Resistenzinformation in Form kleiner DNS-Stückchen (Plasmide) kommen.

Bei den gramnegativen coliformen Bakterien tritt ebenfalls ein Transfer präexistierender Resistenzgene auf. In diesem Fall werden die Gene nicht durch Bakteriophagen übertragen, was ein relativ ineffektiver Vorgang ist. Bei den coliformen Bakterien werden sie durch *Konjugation* übertragen. Hierbei handelt es sich um eine Art geschlechtlichen Vorgang, der eine viel raschere Verbreitung ermöglicht. Die Resistenzgene werden von R-Faktoren getragen — das sind DNS-Stückchen, die im Cytoplasma der gramnegativen Stäbchen existieren können. Diese können sich auf andere coliforme Bakterien übertragen und sich nicht nur auf Stämme derselben Species, sondern auch auf Stämme anderer Species gramnegativer Stäbchen ausbreiten. Auf diese Weise kommt es zwischen *Escherichia, Salmonella, Shigella* und *Proteus* zu einem recht freien Austausch der R-Faktoren, die sogar an weniger verwandte Species wie *Pseudomonas, Vibrio* und *Pasteurella spec.* weitergegeben werden können. Zu diesen Gruppen gehören viele Kommensalen und Krankheitserreger von Mensch und Tier, und in den letzten 10 Jahren haben sich die R-Faktoren unter dem Selektionsdruck der Antibiotika-Verwendung in Human-, Tier- und Zahnmedizin weit unter ihnen verbreitet. Bei Lebensmittelvergiftungs-Salmonellen und bei kommensalen *Esch. coli* aus dem Darm von Patienten fand man beispielsweise in Großbritannien R-Faktoren, die nicht weniger als 7 oder 8 verschiedene Resistenzgene trugen und somit in der Lage waren, einem Bakterium multiple Resistenz zu verleihen.

14. Präventive Mikrobiologie

Die Infektionseinschränkungs- oder Präventivmaßnahmen in einer Gemeinschaft oder Familie lassen sich unter drei Rubriken zusammenfassen (Abb. 53):

A. Ausschaltung von Infektionsquelle oder -reservoir durch Früherkennung, effektive Isolierung und Behandlung der Krankheitsfälle und -überträger.

B. Bestimmung der Verbreitungsmechanismen von Infektionen und gezielte Gegenmaßnahmen durch Verhaltensmaßregeln und Technik.

C. Förderung der Infektionsresistenz in der Gemeinschaft unter spezieller Berücksichtigung besonders gefärdeter Einzelpersonen und Personengruppen.

Einige Prinzipien, die für eine effektive Infektionserkennung und -behandlung eine Rolle spielen, wurden in diesem Buch diskutiert, aber in der Praxis gibt es viele Probleme: Typhuskeimträger und subklinische Fälle von Ruhr bleiben leicht unerkannt. Verschiedene Infektionen wirken während der Inkubationsphase ansteckend, noch ehe die Krankheit sich genau diagnostizieren läßt. Ferner ist eine spezifische Behandlung vieler Erkrankungen — von der normalen Erkältung bis zu Pocken — noch nicht möglich. Aus vielen Gründen bietet die Vorbeugung bessere und praktischere Steuerungsmöglichkeiten.

Die Bedeutung präventiver Verhaltensmaßregeln läßt sich leicht in bezug auf Krankheiten wie Bakterienruhr, bakterielle Lebensmittelvergiftung und Cholera erkennen. In diesen Fällen lassen sich Unannehmlichkeiten durch die Einhaltung von Prinzipien und Verfahrensweisen ver-

A Infektionsquellen ausrotten: sofortige Erkennung, Isolierung und Behandlung von Kranken und Keimträgern

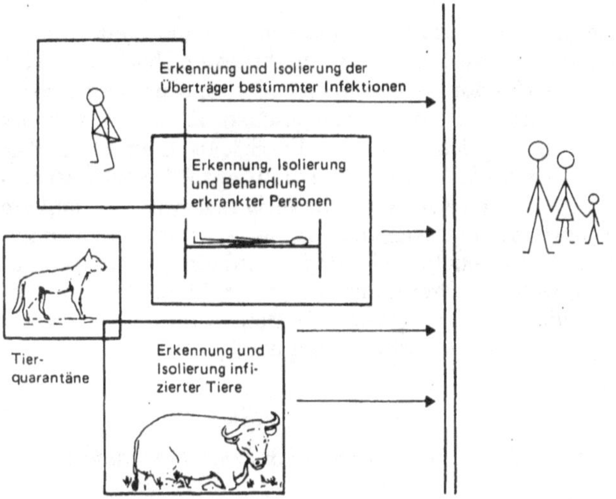

B Übertragungsmöglichkeiten ausschalten: Ausbreitungsmechanismen durch Technik und Verhaltensmaßregeln, z. B. Kanalisation, Lebensmittelbehandlung, Pasteurisation und Belüftung entgegenwirken

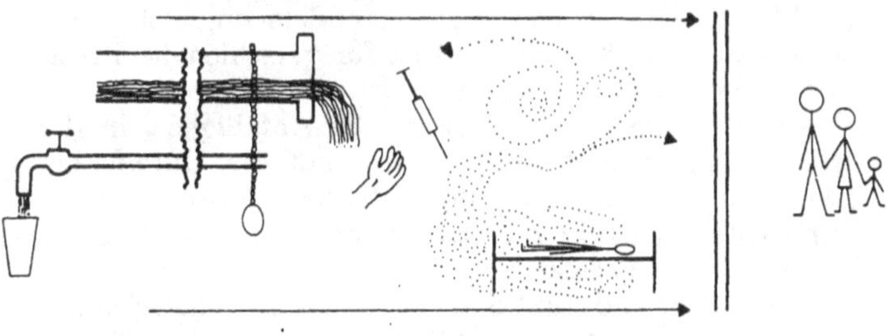

C Wirtsresistenz anheben: Steigerung der Resistenz durch aktive Schutzimpfung gegen einzelne Infektionskrankheiten

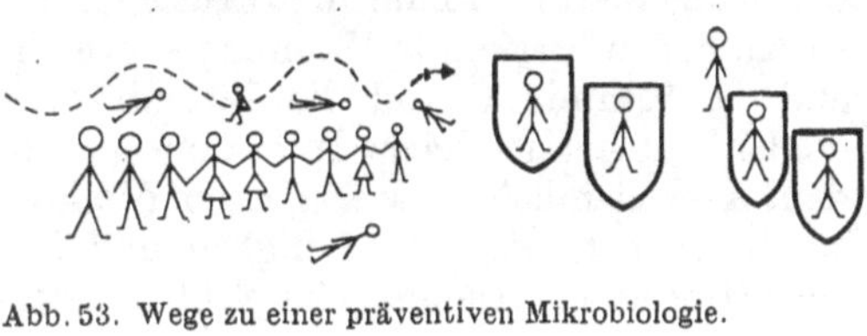

Abb. 53. Wege zu einer präventiven Mikrobiologie.

meiden, die auf unserer Kenntnis der mit gefährlichen Erregerdosen verbundenen Infektketten basieren. Hat sich ein Infektionsreservoir erst einmal aufgebaut, dann schöpfen wir unsere therapeutischen Reserven aus. Es ist jedoch möglich, daß wir die Situation nicht in den Griff bekommen. Man neigt dazu, intakte Trinkwasserversorgung, effektive Abwasserbeseitigungssysteme, saubere Luft und saubere Nahrung als selbstverständlich anzusehen; aber es leuchtet ein, daß in Anbetracht der steigenden Umweltverschmutzung durch den Menschen eine zunehmende Aufklärung über die Bedeutung einer präventiven Mikrobiologie erforderlich ist.

14.1. Wirtsresistenz gegen mikrobielle Infektionen

Die Faktoren, die die Wirt-Parasit-Beziehung beeinflussen können, wurden bereits umrissen (S. 64, 72, 86). Es ist wichtig, zu erwähnen, daß die Lage an den Extrempunkten unseres Lebensalters besonders ungünstig aussieht. Das neugeborene Kind ist für verschiedene Infektionsrisiken hochanfällig, und alte Menschen trifft eine Grippeepidemie relativ schwer. Die Anfälligkeit in der frühen Jugend läßt sich teilweise auf die Unreife der immunologischen sowie unspezifischen Abwehrsysteme zurückführen, während das Altern mit einer Reihe degenerativer Veränderungen verbunden ist, die ihrerseits Struktur und Funktion der antimikrobiellen Schranken und Systeme beeinträchtigen können.

Es ist üblich, einen Teil unserer Anfälligkeit einer fehlerhaften oder mangelhaften Ernährung zuzuschreiben. Obgleich Patienten, denen bestimmte Vitamine — wie die Vitamine A und D, Vitamin C und die Vitamine der B-Gruppe — fehlen, tatsächlich leicht Infektionskomplikationen erleiden, ist es ziemlich schwierig, einen direkten Zusammenhang zwischen Infektionsanfälligkeit und Unterernährung nachzuweisen. Andererseits gibt es verschiedene angeborene Abnormitäten — z. B. der Harn- oder Atemwege —, die ganz eindeutig eine erhöhte Anfälligkeit gegen ein bekanntes Erregerspektrum mit sich bringen. Weiter ist es leicht nachzuweisen, daß einige genetisch bedingte Immundefizienzformen eine Anfälligkeit gegen bestimmte Infektionserreger zur Folge haben (S. 64).

14.2. *Aktive und passive Immunisierung*

Der spezifische Schutz eines möglichen Wirts gegen verschiedene Infektionen läßt sich durch die Versorgung seines Blutstroms mit geeigneten Antikörpern erzielen. Die Antikörper können gegen Bakterien, Toxine oder Viren gerichtet sein, je nachdem, welches Antigen ihre Bildung ausgelöst hat. Werden Antikörper, die aus einem anderen Wirt stammen, injiziert oder, wie es beim Fetus der Fall ist, transplacentar übertragen, so bezeichnet man die resultierende Immunität des Empfängers als passiv erworben oder *passiv*. Das Antiserum läßt sich von einem Pferd oder einem anderen Tier gewinnen, oder es kann von einem anderen Menschen stammen. Nach Reinigung, Fraktionierung und Konzentrierung des Antiserums erhält man die *Gammaglobulinfraktion* mit den Immunglobulinen, und diese bilden die Gesamtheit der schützenden Antikörper (S. 59).

Mit der passiven Immunisierung durch Antiserum-Injektion läßt sich sofort im Blutstrom ein Reservoir schützender Antikörper aufbauen (Abb. 54). Dies wird z. B. in einem entsprechenden Notfall klinisch für den Schutz von Personen genutzt, die einer besonderen Ansteckungsgefahr durch Diphtherie, Tetanus oder Masern ausgesetzt sind. Allerdings sinkt die Serumkonzentration der passiv erworbenen Antikörper recht schnell wieder ab. Überdies zeigen sich bei manchen Personen schwere und möglicherweise gefährliche Überempfindlichkeitsreaktionen gegen das Serum, wenn es, wie z. B. das Diphtherie-

Antitoxin, vom Tier stammt. Einen gewiß risikoärmeren Schutz von etwas geringerer Kurzlebigkeit bietet menschliches Gammaglobulin, wenn es die entsprechenden schützenden Antikörper enthält und verfügbar ist.

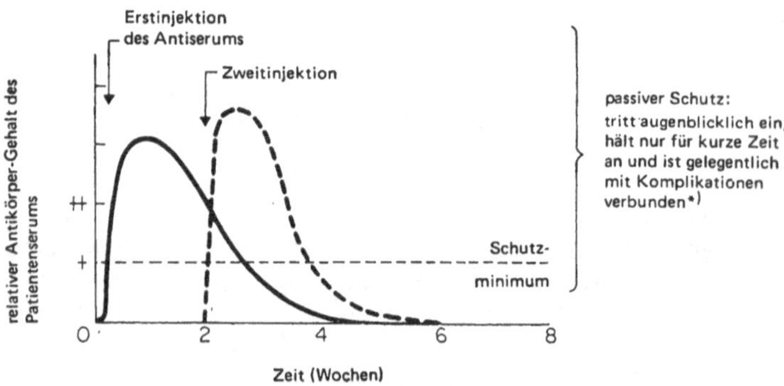

Abb. 54. Die durch Antiserum-Injektion erworbene passive Immunität ist kurzlebig. Stammt das Serum von einer anderen Species, so erfolgt nach einer zweiten Gabe meist ein rascherer Abbau.
*) Gelegentlich treten unerwünschte Nebenwirkungen auf.

Werden Antikörper als Reaktion auf die Zufuhr eines Antigens *direkt* vom Wirt gebildet, so spricht man von einer aktiv erworbenen oder *aktiven* Immunität. Die Entwicklung aktiver Immunität erfordert Zeit, und eine allgemeine Anwendung der aktiven Immunisierung im Notfall ist nicht möglich. Im Anschluß an die erstmalige Zufuhr eines neuen Antigens kommt es zu einer vergleichsweise schwachen „Zündreaktion“. Erfolgt dann nach einigen Wochen eine wiederholte Zufuhr, so tritt die typische Sekundärreaktion ein und der Antikörper-Titer steigt über das Schutzminimum (Abb. 55). Anschließend können in geeigneten Zeitabständen, die von der Wirksamkeit des Antigens und von verschiedenen anderen Faktoren abhängen, Wiederholungsimpfungen erfolgen.

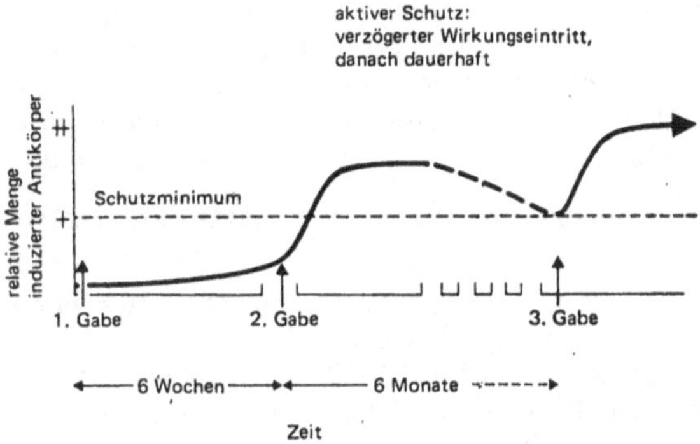

Abb. 55. **Aktive Immunisierung. Die nach der zweiten Antigen-Gabe eintretende Sekundärreaktion bietet Schutz. Eine dritte (Booster-) Gabe führt zu einer dauerhaften Immunität, die viele Jahre bestehen bleiben kann.**

Den klinisch brauchbaren Impfstoffen liegen im allgemeinen folgende, aufbereitete Antigene zugrunde:

1. *Bakterielles Toxoid.* Hierbei handelt es sich um ein entgiftetes bakterielles Toxin, das noch als Antigen wirksam ist. Ein unter geeigneten Bedingungen injiziertes Toxoid regt die Bildung von Antikörpern (Antitoxinen) an, die das homologe Toxin neutralisieren.

2. *Inaktivierte („abgetötete") Erreger.* Werden bestimmte Erreger unter definierten Bedingungen durch spezielle Agentien inaktiviert, so behalten sie einen Teil der Antigen-Gruppen, die für Ihre Pathogenität von Bedeutung sind. Injiziert man ein solches Präparat unter geeigneten Bedingungen, so regt es die Synthese schützender Antikörper an. Manche Erreger verlieren ihre protektiven Antigene, wenn sie mit inaktivierenden Agentien behandelt werden.

3. *Lebende (abgeschwächte) Erreger.* In einigen Fällen war die Entwicklung eines wirksamen Impfstoffs auf der Basis eines lebenden Erregerstammes möglich. Diesen

behandelt und selektioniert man unter Bedingungen, die seine Virulenz vermindern (abschwächen). Ein unzureichend abgeschwächter Stamm ist gefährlich — und ein übermäßig stark abgeschwächter Stamm bietet voraussichtlich keinen oder nur einen ungenügenden Schutz.

Zu den im Gebrauch befindlichen Lebendimpfstoffen gehören:

1. BCG (Bacille-Calmette-Guérin), ein abgeschwächter Stamm des Rindertuberkelbazillus
2. oraler Poliomyelitisimpfstoff, der ein Gemisch aus abgeschwächten Formen der 3 Poliovirustypen ist
3. Masernimpfstoff
4. Rötelnimpfstoff

14.3. Schutzimpfungsprogramme

Im Verlauf der ersten Lebensmonate findet ein allmählicher Abbau der passiv erworbenen, mütterlichen Antikörper statt. Etwa im Alter von 6 Monaten (und nicht früher als mit 3 Monaten) empfiehlt es sich, erste Schutzimpfungen gegen bestimmte Krankheiten durchzuführen, immer unter der Voraussetzung, daß folgendes, von Professor George Dick formuliertes Prinzip angemessen berücksichtigt wird: „Vor der Einführung oder Beibehaltung eines Immunisierungsverfahrens müssen epidemiologische Daten darüber zur Verfügung stehen ..., daß Schwere und Häufigkeit der Krankheit oder andere wichtige Gründe die Schutzimpfung dagegen rechtfertigen." Mit Schutzimpfungen verbundene Nebenwirkungen lassen sich teils auf menschliches Versagen und teils auf die Mängel bestimmter Impfstoffe selbst zurückführen. Die Pockenimpfung bringt ein gelegentliches Risiko lokaler Sepsis und manchmal noch ernsterer Komplikationen mit sich. Keuchhustenimpfstoff führt manchmal zu Fieberkrämpfen und verursacht zuweilen Gehirnschäden. Eine schwere neurologische Reaktion ist als Komplikation der Schutzimpfung gegen Tollwut bekannt. Typhus-Paratyphus-Impfstoff (TAB-Impfstoff) enthält bakterielles Endotoxin, das Fieber und Unpäßlichkeit hervorrufen kann.

Impfkalender

Der gegenwärtig für Großbritannien empfohlene Impfkalender läßt sich wie folgt zusammenfassen:

Eine dreimalige Injektion eines Impfstoffgemischs aus Diphtherietoxoid, Tetanustoxoid und abgetöteten *Bordetella-pertussis*-Erregern („DPT"; „Dreifachimpfstoff") erfolgt in Zeitabständen von ca. 6 Wochen und ca. 6 Monaten, um das Kind gegen Diphtherie, Keuchhusten und Tetanus zu schützen. Eine orale Gabe von Polioimpfstoff zu jedem dieser Termine erzeugt Immunität gegen Poliomyelitis.

Lebendimpfstoff gegen Masern kann zu Beginn des zweiten Lebensjahres gegeben werden.

Beim Schuleintritt (mit 5 Jahren) erfolgt eine Booster-Injektion mit Diphtherie- und Tetanustoxoid in Form eines Impfstoffgemischs, sowie eine Boostergabe von Polioimpfstoff.

Im Alter von 10—13 Jahren erhalten Tuberkulin-negative Kinder BCG-Impfstoff, und alle Mädchen bekommen Lebendimpfstoff gegen Röteln.

Im Alter von 15 Jahren genügt eine weitere Injektion von Tetanustoxoid als Schutz für die unfallreichen Jahre von 15—25. Außerdem wird eine weitere orale Schutzimpfung gegen Polio durchgeführt.

Die Fußnote des in Großbritannien herausgegebenen Impfkalenders (Tab. 21) enthält den folgenden Ratschlag:

„In Anbetracht des Erfolgs, den die Weltgesundheitsorganisation mit ihrer Pockenausrottungskampagne erzielte, ist die Pockenschutzimpfung in diesem Lande nicht länger als Routineimpfung zu befürworten. Wesentlich ist allerdings, daß im Gesundheitsdienst tätige Personen, u. a. Krankenhausärzte und Krankenschwestern, Angestellte des Gesundheitsamtes und Sanitäter, die mit Patienten in Berührung kommen können, ausreichend gegen Pocken geimpft sein sollten. Ärzte, Schwestern und anderes Personal von Pockenkliniken, Spezialambulanz-Personal und andere, die kurzfristig mit Pockenfällen zu tun haben, sollten regelmäßige Wiederholungsimpfungen im Abstand von nicht mehr als einem Jahr erhalten. Das Personal anderer Krankenhäuser, das manchmal mit unerkannten Pockenfällen oder infektiösem Material von solchen Fällen in Berührung kommen kann, sowie anderes Ambulanzpersonal sollten sich mindestens alle 3 Jahre einer Wiederholungsimpfung unterziehen. Durch eine frische Pockenimpfung sollten sich ferner alle Reisenden schützen, die in Pocken-verseuchte Erdregionen oder in Länder fahren, in denen Ausrottungskampagnen durchgeführt werden."

Dieser Auszug verdeutlicht, welche Schwierigkeiten im Stadium der partiellen Erfüllung einer Ausrottungskampagne auftreten, die mit ausgedehnten Impfmaßnahmen unter Verwendung eines nicht risikofreien Impfstoffs gegen eine gefährliche, ziemlich stark ansteckende Krankheit verbunden ist.

14.4. Sicherheit im Laboratorium

Das oberste Prinzip ist die Tatsache, daß kein Mikroorganismus für den Menschen als harmlos gelten kann. Jeder Umgang mit Mikroorganismen birgt ein potentielles Risiko; die Skala reicht von der unverkennbaren Gefahr eines bekannten Krankheitserregers bis zu dem häufig übersehenen Risiko einer Sensibilisierung durch ausgesprochen gutartige Mikroorganismen. Dieses Buch hat seinen Zweck verfehlt, wenn der Leser nun nicht zu der Überzeugung gekommen ist, daß es eine endlose Vielfalt von Zufällen gibt, die eine Erkrankung auslösen können, und daß den Krankheitserregern unbegrenzte Entwicklungsmöglichkeiten offenstehen, um Änderungen

Tabelle 21.

Kalender für die Pockenimpfung und andere Schutzimpfungen (1972); leicht abgeänderter Auszug aus Memo. of Standing Med. Adv. Committee (H.M.S.O., Juli 1972).

Alter	Impfstoff	Zeitabstand	Bemerkungen
im Verlauf des ersten Lebensjahrs	Diphtherie/Tetanus/Pertussis und Polio-Oralimpfstoff (erste Gabe) Diphtherie/Tetanus/Pertussis und Polio-Oralimpfstoff (zweite Gabe) Diphtherie/Tetanus/Pertussis und Polio-Oralimpfstoff (dritte Gabe)	 vorzugsweise nach 6 – 8 Wochen vorzugsweise nach 4 – 6 Monaten	Die erste Impfung sollte frühestens im Alter von 3 Monaten erfolgen. Eine bessere Immunantwort erzielt man erfahrungsgemäß bei Verschiebung des ersten Termins auf ein Alter von 6 Monaten.
im Verlauf des zweiten Lebensjahrs	Masernimpfstoff	nach einem Mindestabstand von 3 Wochen	Obgleich die Masernimpfung im zweiten Lebensjahr erfolgen kann, sinkt das Risiko gelegentlicher Impfkomplikationen durch eine Verschiebung des Termins auf ein Alter von 3 Jahren.

(Fortsetzung Tabelle 21)

Alter	Impfstoff	Zeitabstand	Bemerkungen
mit 5 Jahren oder beim Schuleintritt	Diphtherie/Tetanus und Polio-Oralimpfstoff oder Diphtherie/Tetanus/Polio-Impfstoff		Diese Impfungen können auf Wunsch bei dreijährigen Kindern erfolgen, die in Kindergärten oder Tagesheime kommen oder in Kinderheimen leben.
zwischen 10 und 13 Jahren	BCG-Impfstoff		für Tuberkulin-negative Kinder
alle Mädchen von 11 bis 13 Jahren	Rötelnimpfstoff	zwischen BCG- und Rötelnimpfung sollte ein Mindestabstand von 3 Wochen liegen	Alle Mädchen dieses Alters sollten Rötelnimpfstoff erhalten, auch wenn sie früher eine Rötelnerkrankung durchgemacht haben.
von 15 bis 19 Jahren oder beim Schulabgang	Polioimpfstoff (oral oder inaktiviert) und Tetanustoxoid		

Obgleich dieser für Großbritannien gültige Impfkalender als hiflreiche Orientierung dienen kann, ist es außerordentlich wichtig, daß der in einem anderen Land befolgte Impfkalender auf die dort gegebenen Infektionsgefahren und Prioritäten abgestimmt ist.

Der seit 1974 in der DDR gültige Impfkalender unterscheidet sich von dem in Großbritannien gebräuchlichen im wesentlichen in den Zeitpunkten, zu dem die Schutzimpfungen durchgeführt werden:

Lebensalter	Art der Schutzimpfung
in der 1. Lebenswoche	Tuberkulose-Schutzimpfung (BCG-Impfung)
ab vollendetem 2. Lebensmonat im 1. Lebensjahr	Schluckimpfung gegen Poliomyelitis 3mal in Abständen von 4 Wochen gegen die 3 einzelnen Typen
im 3. Lebensmonat	1. Impfung gegen Diphtherie-Pertussis-Tetanus
im 4. Lebensmonat	2. Impfung gegen Diphtherie-Pertussis-Tetanus
im 5. Lebensmonat	3. Impfung gegen Diphtherie-Pertussis-Tetanus
im 9. Lebensmonat	Schutzimpfung gegen Masern
im 2. Lebensjahr	Schluckimpfung gegen Poliomyelitis mit trivalentem Impfstoff
im 2. Lebensjahr	Erstimpfung gegen Pocken
im 3. Lebensjahr	4. Impfung gegen Diphtherie-Pertussis-Tetanus
im 5. Lebensjahr	5. Impfung gegen Diphtherie-Pertussis-Tetanus
im 8. Lebensjahr	Schluckimpfung gegen Poliomyelitis mit trivalentem Impfstoff
im 11. Lebensjahr	Impfung gegen Diphtherie-Tetanus
im 12. Lebensjahr	Wiederimpfung gegen Pocken
im 16. Lebensjahr	Impfung gegen Tetanus
im 10. Schuljahr und Berufsschüler, die im Kalenderjahr das 16. Lebensjahr vollenden	Prüfung der Tuberkulose-Allergie, evtl. Tuberkulose-Schutzimpfung (BCG-Impfung)

Die frühzeitige erste BCG-Impfung hat wesentlich dazu beigetragen, daß die Tuberkulose als Kindererkrankung ausgerottet wurde. Nicht in den Impfkalender aufgenommen, aber von vielen Bürgern wahrgenommen, sind die mehrfachen Wiederauffrischungsimpfungen gegen Wundstarrkrampf (Tetanus) im Erwachsenenalter. Sie sind dringend zu empfehlen, denn alle sind Teilnehmer am Straßenverkehr und eine Schutzimpfung bietet die Gewähr, daß nach einem Verkehrsunfall ein Tetanus sicher vermieden wird.

der äußeren Umgebung des Menschen und seines inneren Milieus auszunutzen.

Die fundamentalen Sicherheitsvorschriften des mikrobiologischen Laboratoriums basieren auf den beschriebenen Vorstellungen über die Infektionsquellen und die Übertragungsmechanismen der Infektionen.

Es ist besonders wichtig, diese Vorschriften mit einer qualitativen Einschätzung der relativen Virulenz bekannter Erreger sowie mit einer quantitativen Abschätzung der Erregerdosen (S. 67) zu verbinden, die über verschiedene Infektionswege übertragen werden können. Die Beachtung der folgenden Vorschriften ist zweifellos unerläßlich. Es versteht sich ferner, daß für Spezialfälle viele Zusatzregeln aufgestellt werden müssen:

Essen, Trinken, Rauchen, die Befeuchtung von Klebeetiketten und der Pipettengebrauch mit dem Mund sind in einem mikrobiologischen Laboratorium verboten. Für den Verzehr bestimmte Speisen oder Getränke dürfen nicht in einem Laborkühlschrank aufbewahrt werden.

Gefährliche Aerosole können sich beim Öffnen des Behälters einer Mikroorganismen-Suspension oder beim Ausgießen, Mischen oder Pipettieren der Suspension bilden. Aerosole entstehen besonders leicht bei Homogenisierungsverfahren oder beim Gebrauch von Spritzen, Pumpen und Zentrifugen.

Ein konstantes Risiko bilden Verletzungsinokulationen. Normalerweise entstehen sie durch Glasschäden im Labor. Nicht so offenkundig sind dagegen Inokulationen durch abgesplitterte, kontaminierte Holzgegenstände. Mit Impfösen und -nadeln muß man besonders vorsichtig umgehen, wenn sich Mikroorganismen darauf befinden. Reißnadeln, Zirkel und Stechzirkel sowie andere scharfe oder spitze Geräte gehören nicht auf den bakteriologischen Arbeitstisch, wenn sie dort nicht gerade für einen speziellen Zweck benötigt werden. *Es kommt regelmäßig zu Verletzungen, wenn unerfahrene Praktikanten versuchen, Glasrohre in harte Verbindungsstücke aus Gummi oder Plastik zu drücken.*

Ein mikrobiologisches Laboratorium sollte übersichtlich sein; seine Organisation und gute Führung sollten offenkundig sein. Andernfalls besteht ein echtes Risiko der gegenseitigen Infektion des Personals, einschließlich des Reinigungspersonals, sowie der wechselseitigen Kontamination von Experimenten. Die Beseitigung aller Kulturen und des kontaminierten Materials erfordert eine strenge Überwachung sowie ein absolut zuverlässiges Desinfektions- oder Sterilisationsverfahren. Das gilt für Gegenstände, die nur zum einmaligen Gebrauch bestimmt sind, und auch für wiederholt zu gebrauchende Artikel. Beide sollten getrennt behandelt werden. Die ordnungsgemäße Beseitigung von kontaminierten Glasscherben erfordert besondere Sorgfalt und Rücksichtnahme auf andere.

15. Weiterführende Literatur

Kapitel 1 und 2

Allgemeine Lehrbücher der medizinischen Mikrobiologie:

R. CRUICKSHANK, J. P. DUGUID, B. P. MARMION und R. H. A. SWAIN (Ed.): Medical Microbiology. Churchill-Livingstone, Edinburgh & London 1973. Band 1 enthält reichhaltige Information über Infektionserreger, Infektion und Immunität.

R. R. GILLIES: Lecture Notes on Medical Microbiology. 2. Ausgb., Blackwell Scientific Publications, Oxford, London, Edinburgh &Melbourne 1975. Eine klare und prägnante Darstellung.

B. D. DAVIS, R. DULBECCO, H. N. EISEN, H. S. GINSBERG und B. WOOD: Microbiology. Harper & Row, New York, Evanston & London 1968. Hierbei handelt es sich um einen ausgezeichneten Text mit vielen guten Abbildungen.

R. PASSMORE und J. S. ROBSON (Ed.): A. Companion to Medical Studies. Bd. 2, überarb. Neuaufl., Blackwell Scientific Publications, Oxford, London, Edinburgh & Melbourne 1973. Dieser Band behandelt Pharmakologie, Mikrobiologie, allgemeine Pathologie und verwandte Themen.

WOLFGANG DAWID: Experimentelle Mikrobiologie. Anleitung zur Isolierung, Züchtung und Untersuchung von Mikroorganismen. Biologische Arbeitsbücher 7. 3., überarb. Aufl., Quelle & Meyer, Heidelberg 1975.

LOTHAR HALLMANN und F. BURKHARDT: Klinische Mikrobiologie. Ausgewählte Untersuchungsmethoden für das bakteriologische serologische, virologische und parasitologische Laboratorium. 4., neubearb. Aufl. von Bakteriologie u. Serologie, Thieme, Stuttgart 1974.

H. HEINRICH: Grundriß der Bakteriologie und Serologie, 3. Aufl., Fischer, Jena 1959.

A. W. HOLLDORF und W. DUNTZE: Mikrobiologie für Mediziner. Uni-Taschenbücher 404. Uni-Taschenbücher GmbH, Stuttgart/Steinkopff, Darmstadt 1974.

E. Jawetz, J. L. Melnick und E. A. Adelberg: Medizinische Mikrobiologie. 4., überarb. u. erw. Aufl., Springer, Berlin 1977.

W. Köhler und H. Mochmann: Grundriß der medizinischen Mikrobiologie, 4. Aufl., Fischer, Jena 1975.

H. J. Otte: Leitfaden der medizinischen Mikrobiologie insbesondere für medizinisch-technische Assistentinnen. 5., neubearb. u. erw. Aufl., G. Fischer, Stuttgart 1974.

H. Reploh und H. J. Otte (Ed.): Lehrbuch der Medizinischen Mikrobiologie, 3. Aufl., Fischer, Stuttgart 1968.

U. Schneeweiss: Allgemeine Mikrobiologie. Leitsätze für Studierende und Ärzte. de Gruyter, Berlin 1968.

U. Schneeweiss: Spezielle Mikrobiologie. Leitsätze für Studierende und Ärzte. de Gruyter, Berlin 1968.

E. Wiesmann: Medizinische Mikrobiologie. Ein kurzgefaßtes Lehrbuch. 3., überarb. u. erw. Aufl., Thieme, Stuttgart 1978.

G. Wildführ und W. Wildführ: Medizinische Mikrobiologie, Immunologie und Epidemiologie. 4 Bde, 2. Aufl., Thieme, Leipzig 1976ff.

J. F. Wilkinson: Einführung in die Mikrobiologie. Verlag Chemie, Weinheim 1974.

Kapitel 3

M. C. Timbury: Notes on Medical Virology. 5. Ausg., Churchill-Livingstone, Edinburgh & London 1974. Eine verständliche Zusammenfassung und für Studenten eine brauchbare Hilfe.

F. Fenner, B. R. McAuslan, C. A. Mims, J. Sambrook und D. O. White: The Biology of Animal Viruses. Academic Press, New York & London 1974. Hierbei handelt es sich um einen maßgeblichen Text.

R. Bieling und O. Gsell: Die Viruskrankheiten des Menschen. 6. Aufl., Barth, Leipzig 1974.

N. R. Grist, C. A. C. Ross, E. J. Bell und E. J. Stott: Diagnostische Methoden in der klinischen Virologie. Thieme Stuttgart 1969.

P. Klein (Ed.): Medizinische Mikrobiologie I. Virologie. Ein Unterrichtstext für Studenten der Medizin. Heidelberger Taschenbücher, 178. 2., verb. Aufl., Springer, Berlin 1977.

S. B. Primrose: Einführung in die Virologie. Verlag Chemie, Weinheim 1976. Eine anregende Einführung in biochemische und genetische Aspekte der Virologie.

G. STARKE und P. HLINAK: Grundriß der allgemeinen Virologie. 2. Aufl., Fischer, Jena 1974.

Kapitel 4

J. W. RIPPON: Medical Mycology. The Pathogenic Fungi and the Pathogenic Actinomycetes, in Textbook of Mikrobiology. 20. Ausg., W. Burrows (Ed.), W. B. Saunders Company, Philadelphia, London & Toronto 1973. Dieses Buch vermittelt einen Eindruck vom Ausmaß des Sachgebiets und enthält eine Fülle von Quellennachweisen.

E. MÜLLER und W. LÖFFLER: Mykologie. Grundriß für Naturwissenschaftler und Mediziner. 2., überarb. u. erw. Aufl., Thieme, Suttgart 1971.

H. KOCH: Leitfaden der medizinischen Mykologie. 2., überarb. Aufl., Fischer 1978.

G. SCHABINSKI: Grundriß der medizinischen Mykologie. Fischer, Jena 1960.

Kapitel 5

D. M. WEIR: Immunology for Undergraduates. Churchill-Livingstone, Edinburgh & London 1974. Eine sehr nützliche Einführung.

R. A. THOMPSON: The Practice of Clinical Immunology. Edward Arnold, London 1974. Hierbei handelt es sich um eine klare Darstellung von Theorie und Praxis.

H. FRIEMEL und J. BROCK: Grundlagen der Immunologie. 4. Aufl. Akademie Verlag, Berlin und Verlag Chemie, Weinheim 1974.

H. SCHEIFFARTH und H. W. BAENKLER: Klinische Immunologie. G. Fischer Vlg., Stuttgart 1975.

S. SELL: Immunologie, Immunpathologie und Immunität. Verlag Chemie, Weinheim 1977.

Kapitel 6

Siehe die obengenannte Allgemeinliteratur sowie außerdem:

H. SMITH und J. H. PEARCE (Ed.): Microbial Pathogenicity in Man and Animals. 22. Symposium der Society for General Microbiology, Cambridge University Press 1972. Dieses Werk enthält eine Fülle von Informationen und Meinungen.

S. J. AJL, A. CIEGLER, S. KADIS, T. C. MONTIE und G. WEINBAUM: Microbial Toxins. Bände I—VIII, Academic Press,

New York & London 1970–1972. Die Bände I–III behandeln die bakteriellen Proteintoxine, IV und V die Endotoxine, VI und VII die Toxine der Pilze und Algen. Die Reihe enthält eine Menge detaillierter und maßgeblicher Informationen.

F. O. Höring: Klinische Infektionslehre. Einführung in die Pathogenese der Infektionskrankheiten. 2. Aufl., Springer Vlg. 1968.

Kapitel 7–11

Siehe die Allgemeinliteratur sowie außerdem:

B. C. Hobbs: Food Poisoning and Food Hygiene. 2. Ausgb., Edward Arnold, London 1968. Ein elementares Lehrbuch.

H. Riemann (Ed.): Food-borne Infections and Intoxications. Academic Press, New York & London 1969. Ein ausführlicher Bericht.

A. B. Christie: Infectious Diseases: Epidemiology and Clinical Practice. 2. Ausg., Churchill-Livingstone, Edinburgh, London & New York 1974. Hierbei handelt es sich bereits um ein klassisches Nachschlagewerk.

R. Passmore und J. S. Robson (Ed.): A. Companion to Medical Studies. Bd. 3, Blackwell Scientific Publications, Oxford, London, Edinburgh & Melbourne 1974. Band 3 ist ein allgemeinmedizinischer Text mit vielen nützlichen Beiträgen über Infektionen und ansteckende Krankheiten.

M. Alexander und H. Raettig: Infektions-Fibel. Thieme, Stuttgart 1968.

W. Granz und K. Ziegler: Tropenkrankheiten. Barth, Leipzig 1976.

A. Grumbach und O. Bonin: Die Infektionskrankheiten des Menschen und ihre Erreger. 2. Aufl., Thieme, Stuttgart 1969.

W. Grunke: Klinik der einheimischen Infektionskrankheiten. Thieme, Leipzig 1962.

O. W. Gsell und W. Mohr: Infektionskrankheiten. Bd. I/II. Springer Vlg., Berlin, Heidelberg 1967, 1968.

R. Haas und O. Vivell: Virus- und Rickettsieninfektionen des Menschen. Lehmann, München 1965.

E. G. Nauck: Lehrbuch der Tropenkrankheiten. 3. Aufl., Thieme, Stuttgart 1967.

H. W. Ocklitz, H. Mochmann und B. Schneeweiss: Infektologie. 2. Aufl., Volk u. Gesundheit, Berlin 1978.
M. Rolle und A. Mayr: Mikrobiologie und allgemeine Seuchenlehre. Lehrbuch für Tierärzte und Studierende der Tiermedizin. 4., neubearb. Aufl., Enke, Stuttgart, 1977.
J. Sedlak und H. Rische: Enterobacteriaceae-Infektionen. 2. Aufl., Thieme Leipzig, 1968.
Seuchenschutz. Taschenbuch über die Verhütung und Bekämpfung von übertragbaren Krankheiten. Herausgegeben von der Arbeitsgruppe Epidemiologie am Hygiene-Institut Wernigerode. 3. Aufl., Thieme Leipzig 1974.
H. Sinnecker: Allgemeine Epidemiologie. Fischer, Jena 1971.

Kapitel 10

E. Vernon und H. E. Tillett: Food poisoning and salmonella infections in England and Wales 1969–1972. Public Health, London 88, 225 (1974).
J. G. Collee: Bacterial challenges in food. Postgraduate Medical Journal 50, 636–643 (1974). (Mit Dank an den Herausgeber für die freundliche Erlaubnis, das ursprünglich in diesem Journal publizierte Material zu reproduzieren.)
W. Wundt: Die Epidemiologie der Salmonellosen (ohne Typhus und Paratyphus). G. Fischer Vlg., Stuttgart 1971.
G. Seidel und W. Muschter: Die bakteriellen Lebensmittelvergiftungen. Akademie Verlag, Berlin 1967.

Kapitel 12

G. Sykes: Disinfection and Sterilization. Neuaufl. der überarb. 2. Ausg., Chapman & Hall Ltd., London 1972. Ein bemerkenswert verständliches und maßgebliches Nachschlagewerk.
S. D. Rubbo und J. F. Gardner: A Review of Sterilization and Disinfection. Lloyd-Luke, London 1965. Ein sehr nützliches Buch.
J. C. Kelsey und I. M. Maurer: The Use of Chemical Disinfectants in Hospitals. PHLS Monograph Series, No. 2, HMSO, London 1972. Dieses Buch sollte jeder lesen, den es betrifft.
I. M. Maurer: Hospital Hygiene. Edward Arnold, London 1974. Beantwortet Fragen der Praxis.
U. Herbst und I. Kolb (Ed.): Lernprogramm Desinfektionslehre, I–III. G. Fischer, Stuttgart 1974.

H. Horn, M. Prirova und W. Weuffen (Hrsg.): Handbuch der Desinfektion und Sterilisation. 3 Bde. Volk und Gesundheit, Berlin 1972–1974.

J. R. Möse: Hygiene und Mikrobiologie für das Krankenpflegepersonal. 8., völlig neubearb. Aufl., Styria, Köln 1974.

W. Steuer und U. Lutz-Dettingen: Leitfaden der Desinfektion, Sterilisation und Entwesung. 2. Aufl., G. Fischer, Stuttgart 1976.

Kapitel 13

L. P. Garrod, H. P. Lambert und F. O'Grady: Antibiotic and Chemoterapy. 4. Ausg., Churchill-Livingstone, Edinburgh & London 1973. Verständlich, maßgeblich und sehr empfehlenswert.

H.-J. Otte und W. Köhler: Die Praxis der Resistenz- und Spiegelbestimmungen zur antibiotischen Therapie. Fischer, Jena 1958.

R. Patsch: Antibiotika-Ratgeber, 2. Aufl., Fischer, Jena 1975

H. Werner: Medizinische Mikrobiologie und Chemotherapie. Deutscher Ärzte-Vlg., Köln 1972.

Kapitel 14

Siehe die Allgemeinliteratur sowie außerdem:

C. H. Collins, E. G. Hartley und R. Pilsworth: The Prevention of Laboratory Acquired Infection. PHLS Monograph Series, No. 6, HMSO London 1974. Notwendige Lektüre für alle, die mit potentiell pathogenen Mikroorganismen arbeiten.

E. J. L. Lowbury, G. A. J. Ayliffe, A. M. Geddes und J. O. Williams: Control of Hospital Infection: A Practical Handbook. Chapman & Hall, London 1975.

D. A. Shapton und R. G. Board (Ed.): Safety in Microbiology. Soc. appl. Bact. Tech. Series No. 6, Academic Press, London & New York 1972. Dieses Buch bietet nützliche Einzelheiten für die Praxis.

Central Pathology Committee: Safety in Pathology Laboratories. Department of Health & Social Security & Welsh Office, HMSO, London & Edinburgh 1972. Ein grundlegender Leitfaden für Sicherheitsmaßnahmen.

G. L. Gibson (Ed.): Infection in Hospital 2. Ausgb., Churchill-Livingstone, Edinburgh, London & New York 1974. Ein nützlicher Schlüssel für die Praxis.

Bundesgesundheitsamt Berlin: Richtlinie für die Erkennung, Verhütung und Bekämpfung von Krankenhausinfektionen. G. Fischer Vlg., Stuttgart ab 1976.

H. W. Ocklitz, H. H. Schmitz und E. F. Schmidt: Die Säuglings- und Kinderstation. Eine Arbeitsanleitung zur Überwindung des infektiösen Hospitalismus. 2. Aufl., Barth Leipzig 1964.

M. Sprössig und G. Anger: Mikrobiologisches Vademecum. Fischer, Jena 1967.

Register

Der Verfasser

- informiert über die Untersuchungsmethoden bakterieller Infektionen im Laboratorium

- erläutert die Mechanismen von Infektionsübertragungen, die Abwehrsysteme des Wirtes und die Immunantwort sowie therapeutische und präventive Maßnahmen

- gibt eine Übersicht über die häufigsten pathogenen Bakterien, Viren und Pilze

- wendet sich an medizinisch orientierte Mikrobiologen, Studenten der Medizin und medizinisch-technische Assistentinnen

WISSENSCHAFTLICHE TASCHENBÜCHER